SÉ FELIZ A TUS 50

Nunca es tarde para tener propósito, felicidad, salud y lucir genial

SÉ FELIZ A TUS 50

Nunca es tarde para tener propósito, felicidad, salud y lucir genial

Alicia Borchardt

Advertencia:

Este libro está diseñado para proporcionar información y motivación para nuestros lectores. Se vende con el bien entendido de que la autora no se dedica a presentar ningún tipo de consejo psicológico, legal o ningún otro tipo de asesoramiento profesional. Las instrucciones y consejos de este libro no pretenden ser un sustituto para el asesoramiento. El contenido de cada capítulo es la sola expresión y opinión de su autora. No hay ninguna garantía expresa o implícita por elección de la autora incluida en ninguno de los contenidos de este volumen. La autora no será responsable de los daños y perjuicios físicos, psicológicos, emocionales, financieros o comerciales, incluyendo, sin exclusión de otros, en especial, el incidental, el consecuente u otros daños. Nuestros puntos de vista y nuestros derechos son los mismos: Eres responsable de tus propias decisiones, elecciones, acciones y resultados.

«Cuando la gracia se combina con las arrugas, resulta adorable. Hay un amanecer indescriptible en la vejez feliz»

Víctor Hugo

PRÓLOGO

¡Bienvenidos a la mejor etapa de la vida! En estas páginas descubrirás que la felicidad y el propósito no tienen límite de edad. Aunque la sociedad nos dice que después de los 50 años todo comienza a ser cuesta abajo, la verdad es que puede ser aún más gratificante y emocionante.

A través de este libro, aprenderás cómo encontrarle sentido después de los 50. Descubrirás cómo superar los obstáculos y desafíos que puedan presentarse y cómo abrazarla con todo lo que tiene para ofrecer.

Este libro es una guía para encontrar la felicidad y el propósito a cualquier edad, pero especialmente después de los 50. Aquí encontrarás historias inspiradoras, consejos prácticos y ejercicios que te ayudarán a descubrir tu verdadero potencial y hacer de cada día una aventura emocionante.

Así que si estás buscando un nuevo comienzo y una vida plena de significado, este libro es para ti. Descubre cómo ser feliz y encontrar ese propósito.

¡Comencemos!

¡Bienvenido a la etapa más emocionante! ¿Alguna vez has pensado que la felicidad y el propósito tienen límite de edad? ¡No la tienen!

Aunque la sociedad puede hacernos sentir que después de los 50, la vida empieza a declinar, la verdad es que puede ser aún más gratificante y emocionante.

En este libro aprenderás cómo descubrir su verdadero significado.

Alicia Borchardt

AGRADECIMIENTOS

Gracias a mi madre Milena, honor y gratitud por su hermoso ejemplo de enseñarme a vivir. Siempre te amaré.

Agradezco de corazón a mi amado padre, Ali Enrique, por su amor y constante protección.

¡A mi hija, Alejandra Paola, eres la bendición más grande que Dios me ha dado, gracias por inspirarme a diario, te adoro!

To my husband Greg, thank you for all your love and support, I love you.

A ti, lector, por creer en mí.

SÉ FELIZ A TUS 50

Nunca es tarde para tener propósito, felicidad, salud y lucir genial

Autora: Alicia Borchardt

Periodista, escritora, esposa y madre

Bloguera y *youtuber* desde el 2011

Creadora del programa
Cómo lucir más joven sin cirugía

ÍNDICE

INTRODUCCIÓN

«El secreto del genio es transportar el espíritu del niño a la vejez, lo que significa no perder nunca el entusiasmo»

Aldous Huxley

Este libro es para todas aquellas personas que desean disfrutar al máximo de la vida. Si estás leyendo esto, probablemente tengas alrededor de 50 años, una edad que puede generar muchas preguntas y reflexiones sobre la vida, pero también una etapa en la que se puede encontrar una gran felicidad y satisfacción.

Te presentaré herramientas y estrategias que puedes aplicar para encontrar tu propósito y hacer que estos años sean los mejores. No importa si estás soltero, casado, con hijos o sin ellos, si tienes una carrera exitosa o estás buscando un nuevo camino, si eres hombre o mujer, esta guía es para ti. Mi objetivo es animarte a disfrutar cada día, con una sonrisa en el rostro.

Si me conoces por mis redes sociales; sabrás que muchas veces he dicho cuántos años tengo; ¡así es en internet!

Y no me avergüenza decirlo, he querido romper con ese paradigma y motivar a cientos de mujeres a sentirse orgullosas de la edad que tienen; por alguna razón la edad se ha visto como un tabú porque tenemos la idea errada de que las personas nos van a catalogar como «viejos»; no andamos con un cartelito en la frente que indique que estamos pasados de moda o estamos obsoletos. ¡Si dispones de la energía, caminas erguido, sonriente, animado, motivado, y cuidas tu apariencia, te aseguro que te sentirás y verás hasta 10 años más joven!

Créeme que la gente lo empezará a notar, y te preguntarán: ¿qué te hiciste? Luces genial, fresca, renovada. ¡El secreto, amigas, amigos, está en nuestra **ACTITUD!**

Ok, Alicia, pero ¿qué necesitamos hacer para tener una actitud ganadora, feliz y entusiasta? La respuesta es muy sencilla: mantenernos **"MOTIVADOS".**

Además de compartir mi edad en línea, también decidí envejecer de forma natural, lo que significa que opté por no someter ni a mi cuerpo ni a mi rostro a cirugías, bótox, hilos tensores o inyecciones.

En el 2007, tomé una decisión equivocada con un tratamiento invasivo en mi abdomen, algo llamado «hidroterapia», que puso en riesgo mi vida, lo que me llevó a decidir que nunca volvería a comprometer mi salud en busca de la belleza. Cuando pienso en lo sucedido, me pregunto ¿por qué lo hice? Realmente no lo necesitaba. A veces, nos dejamos llevar por la vanidad y pensamos que no somos lo suficientemente atractivas, lo que nos lleva a centrarnos más en nuestra apariencia física y, peor aún, en los patrones de belleza impuestos por la sociedad.

Mi decisión de envejecer de forma natural es una declaración de amor propio, un acto de valentía y aceptación. Es un recordatorio constante de que la verdadera belleza trasciende los límites superficiales y radica en la autenticidad y la confianza en uno mismo. No me dejaré arrastrar por la corriente de la apariencia física efímera, en su lugar cada vez enriquezco más mi autoestima.

Así que hoy me encuentro aquí, compartiendo mi historia y desafiando las convenciones. Invito a cada persona a cuestionar los ideales de belleza impuestos, a abrazar su propia esencia y a encontrar la verdadera plenitud en la aceptación de uno mismo. Porque, al final del día, no hay nada más hermoso que ser fiel a quien realmente somos.

Hablando de patrones de belleza y cómo ha cambiado; hubo un *reel* que compartí en mi Instagram (@AliciaBorchardtYT) que se hizo viral con 2.5 millones de reproducciones. Básicamente, en este corto video decía mi edad y que no tenía bótox, ni hilos y que compartía contenido sobre cómo lucir más joven sin cirugía.

El 90 % lo tomó espectacular y es que he compartido videos en mi canal de *YouTube*/Alicia-Borchardt donde aparezco sin maquillaje, les he hablado sobre mi caída del cabello y cómo lo he resuelto; el punto es que si no me intimida decir mi edad en internet, menos me molesta mostrar mis imperfecciones; al contrario, mi intención es inspirar a mujeres a sentirse más seguras de sí mismas después de los 40 años cuando empezamos a experimentar cambios en nuestro cuerpo.

Algo que me llamó mucho la atención es que el 10 % aseguraban que a mi edad tuve que haberme sometido a cualquier intervención quirúrgica en mi rostro. En cierta manera, entiendo el escepticismo porque cuidar la piel con remedios caseros, aunque sean efectivos, debemos de ser constantes y pacientes para que funcionen; llevar una rutina diaria de cuidado de la piel, evitar ingredientes tóxicos en los productos, llevar un estilo de vida saludable... Todo requiere de disciplina.

Hoy en día, con los avances de la cosmética, queremos ver los resultados más rápidos; así que es más fácil ir a un consultorio médico y esperar unos días para ver cómo «desaparecen las arrugas». No tengo nada en contra de las cirugías; pero en lo que no estoy de acuerdo son las transformaciones extremas que incluso arriesgan sus vidas por seguir una moda o tendencia de belleza. Lo que quiero expresar es que lucir más joven va más allá de una cara bonita o un cuerpo espectacular. ¡Es una decisión de vida, de ser felices y lograr una mejor versión de nosotras mismas!

Ahora, quizás te preguntarás, ¿por qué cuando tenemos 50 años somos más propensos a sentirnos deprimidos o con melancolía? Empecemos con la realidad, muy probablemente sea porque nuestros hijos se han independizado, se han casado; como consecuencia empezamos a sentir el síndrome del nido vacío; aunado a ese punto, estamos muy cerca de la jubilación y pensamos que quizás nuestra vida ya no tiene sentido. ¿Te mencioné los cambios de hormonas? ¡Oh, sí! Pasamos por la experiencia de la perimenopausia y luego la menopausia, nos vemos al espejo y la ley de gravedad, ha hecho de las suyas; sentimos baja autoestima, nos deprimimos, y empezamos a perder la motivación y, definitivamente, amigos, ¡es un **GRAN ERROR!**

¡Lo más recomendable es evitar los pensamientos negativos dejando de ver tus 50 años como algo aterrador! La verdad es que la mediana edad también viene con los dones de la experiencia, las relaciones sólidas y el aprecio a la vida

Lo que descubrí en los años transcurridos desde que cumplí 50 es que en realidad se ha vuelto mejor, y más satisfactoria de lo que jamás podría haber imaginado. La edad es solo un número y no tiene nada que ver con lo buena o mala que es la vida ¡Te prometo que esto es cierto! ¡Puedes amarla más que nunca!

Cumplir 50 años no tiene por qué ser el final del crecimiento, del aprendizaje y del cambio; ¡al contrario!, puede ser el comienzo de una nueva etapa que siempre anhelaste. Entiendo que, cuando recién los cumples, puede ser abrumador porque pensamos que los mejores momentos lo dejamos atrás a los 20, 30, 40, cuando pensábamos que éramos felices, porque según nosotros, teníamos lo más importante nuestro cuerpo producía colágeno, teníamos juventud, energía, belleza, probablemente un trabajo con buen salario y bla, bla, bla... Y precisamente esos pensamientos negativos no te permiten ver tantos beneficios sorprendentes, y es que has aprendido a vivir

Tienes años de experiencias, algunas buenas y otras no tan buenas. ¡Hasta las dolorosas son grandes maestras! Esta comprensión del paso del tiempo es un beneficio que te obliga a tener un equilibrio y decidir si finalmente vas a vivir para lo que estabas destinado.

El beneficio más sorprendente de cumplir 50 años para mí ha sido que finalmente acepté que tenía que controlar mis propios pensamientos y sentimientos para poder tener una buena vida; ya no podía culparme ni depender «emocionalmente» de otros y no lo veas como algo negativo. ¡Es lo más empoderado que te puede pasar! Al final, cumplir 50 años no tiene que significar que todo se está acabando; más bien, puede ser el comienzo de una nueva etapa llena de aventuras emocionantes y realizaciones personales. Lo importante es tener el coraje y la determinación de ir tras lo que realmente queremos y hacer que cada día cuente.

Te comparto un poco de mi historia porque me imagino que te estarás preguntando: Alicia, ¿cómo llegaste a ser feliz a tus 50? Seré honesta, ha sido un proceso que lo he ido trabajando desde que decidí disfrutar cada etapa de mi vida porque cada una es única e irrepetible. Algo que me ayudó a recibir mis 50 años con bombos y platillos fue el tener que preparar la información que iba a compartir en mis videos, en el 2009 abrí mi primer canal en YouTube para hablar de mascarillas naturales y recetas de cocina; pero fue en el 2011 cuando tomé la decisión de empezar el canal de manera profesional, *Youtube.com*/AliciaBorchardt, donde publicaba videos cada semana.

Desde ese entonces, surgió mi programa *Cómo lucir más joven sin cirugía*. El contenido estaba dirigido hacia un público en particular. Las mujeres que, al igual que yo, estaban pasando por ese umbral de lo desconocido. Fundamentalmente, me basaba en mis inquietudes; cuando iba a las tiendas en la búsqueda del «suero facial» y me encontraba con una avalancha de productos y publicidad con modelos jóvenes y hermosas, muy lejos de mi realidad; al principio era abrumador cuál elegir: ¿La más costosa? ¿La más económica? ¿La escojo por marca o porque el empaque es bonito? ¡Realmente llega a ser estresante!

Así que me di a la tarea de cada cierto tiempo comprarlos, probarlos para luego mostrarles a mis seguidores los mejores sueros para pieles maduras. Después lo hice con los humectantes, las bases de maquillaje, protectores solares con color y así sucesivamente. Llegó un momento en que me dije a mí misma; «mi misma», ser feliz no es solo la belleza externa, de nada sirve invertir en un suero de $100 cuando no cuidamos nuestra alimentación o siempre estamos de mal humor (no fue mi caso). Y así fui agregando temas cada semana sobre motivación y emprendimiento.

Todo comenzó cuando tenía 45 años y si bien sabía que no podía evadir el envejecer, decidí aprender cómo llevar ese proceso natural y normal de mi vida; la búsqueda de información sobre el envejecimiento me llevo a darme cuenta de que la respuesta estaba en mis manos, básicamente en mi estilo de vida, más que en mi genética. Pero, no solamente es eso; hace falta un ingrediente muy importante y la clave es tener un **PROPÓSITO.**

¡En ese momento descubrí su importancia y uno de los **GRANDES SECRETOS** en la vida!

Comenzaré compartiéndoles el año de mi nacimiento para que la información esté siempre vigente; nací en enero de 1964, ¡yo sabía que todos los síntomas de la menopausia, tarde o temprano, los iba a empezar a sentir! También sabía que tenía que prepararme tanto física, mental y espiritualmente para evitar el factor sorpresa. Afortunadamente, gracias a mi abuela y a mi hermosa mamá (Milena), desde muy jovencita me enseñaron las bondades de los remedios caseros naturales, lo que me hizo reflexionar cómo quería envejecer, que las arrugas y las canas pronto me iban a salir, pero que esos cambios en mi físico no fuesen el impedimento para ser feliz. Porque la felicidad está dentro de nosotros, no afuera, por lo tanto, tenía que cultivar mi autoestima, sabía que los nuevos cambios que estaba incorporando en mi vida, los tenía que clasificar por rutinas que luego se convertirían en hábitos; y de esa manera disfrutar el proceso.

Llegó el momento para el que me había estado preparando, los 50 años y también la menopausia, donde comencé a sentir cambios físicos y anímicos; a veces me sentía sin energía y poco motivada; pensé que estos cambios eran por el déficit de producción de hormonas, así que uno de los primeros pasos que hice fue incorporar «suplementos vitamínicos» para evitar en el futuro tener que usar «medicamentos», ¿sí me doy a entender? Sabía que tenía que «ayudar a mi cuerpo» con su funcionamiento. Afortunadamente, logré nivelar la situación, me demoré muchos años de investigación para decidir cómo suplementarme, ¡no quería elegir cualquiera! Porque iban a ser los suplementos que ayudarían a mis órganos vitales a su buen funcionamiento; y por ende me harían sentir genial. No quería estar de mal humor sin ningún sentido, la vida es bella. Al contrario, le daba gracias a Dios que estaba viva y que había cumplido 50 años.

¿Cómo llegué a ese punto? Pues en este libro, te lo contaré.

¿Estás lista para hacer cambios positivos en tu vida? ¡Yo también! ¡Así que manos a la obra! Para revelar todos esos trucos fáciles y divertidos, para descubrir cómo encontrar la felicidad, la salud, tu propósito, y hasta lucir 10 años más joven.

«*No dejes de reír porque envejeces, envejeces porque dejas de reír*»

Michael Pritcha

CAPÍTULO 1

ENCUENTRA LA FELICIDAD Y EL BIENESTAR A TRAVÉS DEL CONOCIMIENTO DE TU CUERPO Y MENTE

«Vivimos en una cultura obsesionada con la juventud que intenta constantemente decirnos que, si no somos jóvenes, y no estamos radiantes, y no estamos buenas, no importamos. Me niego a que un sistema, una cultura o una visión distorsionada de la realidad me digan que no importo. Sé que solo si eres dueño de quién eres y de lo que eres, puedes empezar a entrar en la plenitud de la vida. Todos los años deberían enseñarnos algo valioso. Que recibas la lección depende realmente de ti»

~Oprah Winfrey~

• LA IMPORTANCIA DE SER FELIZ A LOS 50

¡Tener proyectos por realizar, metas que lograr, seguir aprendiendo cosas nuevas que nos apasionen! Puede ser un idioma, fotografía, jardinería, diseño de interiores, lo que sea que te haga feliz que mantenga tu mente ocupada y motivada. Me refiero a que encuentres un pasatiempo, que te haga sentir emocionado cada mañana al despertarte, cumplir con esos sueños que siempre deseaste, pero no tenías tiempo por tu trabajo o porque tenías que cuidar a los peques de la casa.

Es muy importante que estés rodeado de personas inspiradoras: que te motiven, te desafíen a crecer y mejorar. Podrían ser amigos, familiares o colegas que compartan tus intereses o metas. Algo muy lindo es practicar la gratitud diariamente y tomar nota de las cosas positivas en tu vida. Te ayudará a mantener una actitud optimista.

Aprender cosas nuevas y desafiarte a ti mismo, puede ser emocionante y te ayudará a mantener el entusiasmo. Esto se consigue aprendiendo una nueva habilidad o tomando un nuevo curso, por ejemplo: ¿Siempre te ha gustado el *Feng Shui*? Pues anímate a tomar un taller que te enseñe cómo aplicarlo. ¿Por qué no? ¡Más adelante serás la instructora! ¿Ya sabes por dónde voy?

Establece metas que te desafíen y trabaja para alcanzarlas. Asegúrate de que sean realistas y estén alineadas con tus valores y prioridades.

Feng Shui: «*Es un antiguo sistema chino*

de diseño ambiental que tiene como objetivo mejorar la calidad de vida al crear espacios armoniosos y equilibrados que apoyen la energía positiva».

Aprender a manejar lo que podamos y aceptar lo que no podemos controlar es clave para lograr la felicidad. Adoptar hábitos saludables como la nutrición adecuada, el ejercicio regular, el dormir suficiente, la hidratación de la piel y la mente activa también es importante para sentirnos bien y mantener una apariencia juvenil.

En resumen, aprender a ser feliz a los 50 años tiene muchos beneficios para nuestra vida y para los demás.

- Mejora tu estado de ánimo: porque te ayuda a manejar mejor situaciones estresantes y negativas en tu vida diaria.

- Aumenta la productividad: Cuando eres feliz, tienes más energía y motivación para realizar las cosas que necesitas hacer, aumentando así tu productividad y haciéndote más eficiente en el trabajo, en tus proyectos y en tu vida personal.

- Fomenta la motivación: Ser feliz puede motivarte a alcanzar tus metas y objetivos en la vida. Al tener una actitud positiva, te sientes más confiado y motivado para perseguir tus sueños.

- Proporciona un sentido de propósito: Aprender a ser feliz a los 50 años puede ayudarte a encontrar un sentido de propósito en tu vida. Al enfocarte en lo que te motiva, puedes encontrar más significado y alegría.

- Fortalece la conexión emocional: Ser feliz puede ayudarte a construir y mantener relaciones más saludables y positivas porque es más probable que atraigas a personas afines, además de que con tu actitud puedes inspirar a otras personas.

- Reduce el estrés: Al manejar mejor las situaciones estresantes, puedes sentirte más relajado y en control.

- Aumenta la autoestima: Ser feliz puede aumentar tu autoestima y hacerte sentir más seguro; al estar contento contigo mismo, es más probable que te sientas bien con los demás y tengas relaciones más saludables.

- Promueve la creatividad: La felicidad puede ayudarte a ser más creativo y pensar de manera más innovadora. Al tener una actitud positiva, puedes ver las cosas de manera diferente y encontrar soluciones únicas a los problemas.

- Aumenta la longevidad: Al reducir el estrés y tener una actitud positiva, puedes reducir el riesgo de enfermedades y vivir una vida más larga y saludable.

- Aporta sensación de bienestar: Por último, aprender a ser feliz a los 50 años puede proporcionar una sensación general de bienestar en tu vida diaria. Al sentirte satisfecho contigo mismo, puedes disfrutar más y sentirte más realizado.

Espero que estos beneficios te inspiren a buscar el bienestar. Recuerda que ser optimista es una decisión. Aunque a veces no podemos controlar lo que sucede en nuestra vida, sí podemos controlar cómo respondemos y cómo nos enfocamos en las cosas. La felicidad y el optimismo no son estados que llegan de la nada, son el resultado de nuestras actitudes y acciones.

Si decidimos enfocarnos en lo positivo y buscar la felicidad, podemos entrenar nuestra mente para ser más optimistas y encontrar la alegría en las cosas pequeñas de la vida. Al hacer esto, estamos tomando la decisión de buscar el bienestar emocional. Es importante recordar que ser optimista no significa ignorar o negar los problemas y dificultades que enfrentamos en la vida. Significa encontrar formas de manejarlos y ver las cosas desde una perspectiva más positiva y constructiva.

En resumen, la felicidad y el optimismo son una elección. Si decidimos enfocarnos en lo positivo, podemos entrenar nuestra mente para ser más alegre y positiva.

• LA DIFERENCIA ENTRE LO QUE PODEMOS Y NO PODEMOS CONTROLAR PARA SER FELICES A LOS 50 AÑOS.

Para ser felices a los 50 años, es importante comprender la diferencia entre lo que podemos y no podemos controlar, incluidas nuestras acciones, pensamientos y emociones; cómo respondemos a las situaciones de la vida, cómo nos cuidamos física y emocionalmente, y cómo nos relacionamos con los demás; nuestros hábitos de estilo de vida, como la nutrición adecuada, el ejercicio regular, el sueño suficiente, la hidratación de la piel y cómo respondemos ante los desafíos, a las dificultades, aprendiendo a manejar el estrés y la ansiedad.

Por otro lado, hay muchas cosas que están fuera de nuestro control, como las acciones de los demás, los eventos impredecibles de la vida y las circunstancias sociales. No podemos controlar la opinión de los demás sobre nosotros, ni el clima, ni la economía, ni las crisis mundiales; sin embargo, sí nuestra perspectiva y actitud hacia estas circunstancias. Podemos elegir cómo interpretamos y respondemos a las situaciones.

Te doy unos ejemplos sencillos:

- **La calma es poder:** Es tener autocontrol, no se trata de hacer lo que sientes en el momento, sino de elegir conscientemente qué hacer con lo que sientes. Cuando estamos en calma, podemos manejar nuestras emociones y pensamientos con más claridad y dominio, en lugar de dejarnos llevar por los impulsos.

La calma nos permite tomar decisiones más sabias y racionales, en lugar de otras basadas en emociones momentáneas. Al tener autocontrol, evitamos actuar impulsivamente y arrepentirnos después. En resumen, la calma es la habilidad de elegir conscientemente cómo responder a nuestros sentimientos y pensamientos en lugar de ser dominados por ellos.

- **Tú decides qué nivel de energía vas a poner en las situaciones**: Imagínate que estás en una obra de teatro, y tienes que interpretar un papel en una situación que no puedes cambiar. Tú decides qué nivel de energía poner en tu actuación: ¿vas a ser un personaje triste y abatido, o un personaje divertido y optimista? Recuerda que, aunque no puedas cambiar la situación, sí puedes modificar tu actitud y la forma en que la enfrentas. Respira profundamente y relájate, porque todo va a estar bien. Confía en el proceso de la vida y en que todo sucede por una razón. A veces, las situaciones difíciles nos enseñan lecciones valiosas que nos hacen más fuertes y sabios.

- **Es importante que te cuides a ti mismo:** Si tú no estás bien, nada va a estar bien; tú eres tu propia casa, tu propio hogar; por eso, es necesario que te tomes el tiempo para hacer cosas que te gusten y te relajen, como leer un libro, escuchar música, disfrutar de un té relajante o un jugo energizante. Recuerda que eres la persona más importante, y que mereces el mismo cuidado y la atención que les das a tus seres queridos. Así que, trata de hacer algo cada día que te haga sentir bien y renovado. Verás cómo esto impactará positivamente en tu vida y en la de los demás.

- **Eres lo que escuchas y con quién convives:** Las personas con las que te rodeas influyen en tu vida de manera positiva o negativa. Observa quiénes están a tu lado y qué tanto te están ayudando a crecer y a ser la mejor versión de ti mismo. Recuerda que somos el reflejo de las cinco personas con las que nos rodeamos a diario, así que trata de estar con personas que te inspiren, te motiven y te apoyen en tus metas y sueños. Sí, hay personas que no te hacen sentir bien o que te quitan energía, es posible que necesites alejarte de ellas.

Definitivamente, para ser felices a los 50 años, es importante centrarse en lo que podemos controlar, cómo nuestras acciones, pensamientos y emociones, y aprender a aceptar lo que no podemos controlar, como los eventos impredecibles de la vida, esto puede ayudarnos a encontrar la felicidad y mantener una actitud positiva.

• ¿TE SIENTES DEPRIMIDO? QUIZÁS ESTÁS DESHIDRATADO

Mucho se habla de la importancia de tomar agua para bajar de peso, no sentir sed, incluso para tener una piel bonita; pero ¿sabías que el estar deshidratado puede repercutir en tu estado de ánimo? La falta de agua en nuestro cuerpo puede tener un impacto negativo en nuestro ánimo y llevar a la depresión, porque el agua es esencial para muchas funciones corporales, incluyendo el transporte de nutrientes y la eliminación de toxinas.

Si nuestro cuerpo no recibe suficiente agua, podemos experimentar una variedad de síntomas, como fatiga, dolor de cabeza, mareo, sequedad en la boca, en la piel y estreñimiento. Además, la deshidratación puede afectar la producción de hormonas y neurotransmisores en nuestro cerebro, como consecuencia puede afectar nuestro estado de ánimo. Si no estamos hidratados puede disminuir la producción de serotonina, una sustancia química en el cerebro que ayuda a regular el estado de ánimo y la felicidad (más adelante te explico en detalle sobre esta hormona). La baja producción de serotonina puede llevar a la ansiedad, la irritabilidad y la depresión.

Es importante recordar que la depresión no siempre es causada por la deshidratación, y existen muchos factores que pueden contribuir a la depresión, como la genética, el estrés, la falta de sueño y otros problemas de salud mental. Sin embargo, asegurarnos de beber suficiente agua puede ser un paso importante para mantener nuestro cuerpo y mente saludables y prevenirla.

• LA RELACIÓN ENTRE TU SISTEMA DIGESTIVO Y TU ESTADO DE ÁNIMO

A veces, cuando llegamos a la mediana edad, algunas personas piensan: ya es tiempo para empezar a comer lo que quiera. Sin restricción, para disfrutar lo que me queda de vida. Pues es un error porque tanto nuestro sistema digestivo como nuestro cerebro están muy relacionados y se comunican constantemente a través de una red de señales. Todos los alimentos que ingerimos nos afectan, no solo en nuestra salud física, también en nuestra salud mental y emocional.

El sistema digestivo está compuesto por el estómago, el intestino y otros órganos que ayudan a descomponer los alimentos y extraer nutrientes para nuestro cuerpo. También contiene una gran cantidad de bacterias buenas que son esenciales para mantenernos sanos. Por otro lado, nuestro cerebro controla nuestras emociones, pensamientos y acciones; está compuesto por millones de células nerviosas que se comunican entre sí mediante señales eléctricas y químicas.

Cuando ingerimos alimentos saludables y nutritivos, nuestro sistema digestivo absorbe los nutrientes y las vitaminas necesarias para mantener nuestro cerebro sano. Por ejemplo, el ácido fólico, que se encuentra en alimentos como las verduras de hoja verde y los cereales integrales, es importante para la producción de serotonina, una sustancia química que afecta nuestro estado de ánimo.

Por otra parte, si comemos alimentos poco saludables, procesados y con alto contenido de grasas y azúcares, pueden afectar negativamente a nuestro estado de ánimo y bienestar mental. Estos alimentos pueden aumentar la inflamación en el cuerpo, lo que puede estar relacionado con problemas de salud mental como la depresión.

Cuidar nuestra alimentación no solo es importante para mantener una buena salud física, sino que también puede tener un impacto significativo en nuestra salud mental y emocional. Los estudios indican que existe una conexión entre la mala alimentación y nuestro estado de ánimo.

Así que el hecho que lleguemos a los 50 años y más, no significa que es el momento para descuidarnos, al contrario, debemos prestar atención a lo que comemos y asegurarnos de que nuestra dieta sea rica en alimentos nutritivos y saludables, pues podemos ayudar a proteger nuestro cerebro y promover una mejor salud mental. Recuerda que nuestra alimentación es una parte fundamental de nuestro bienestar general y que pequeños cambios pueden marcar una gran diferencia en cómo funcionamos día a día. ¡Así que ánimo y a cuidar tu alimentación para cuidar tu salud mental!

HIPÓCRATES ASEGURABA:

«*Las enfermedades comienzan en el intestino*»

Y con esta afirmación, cuánta razón tenía. De hecho, las funciones del sistema digestivo van mucho más allá del simple proceso de digestión y absorción de nutrientes.

- **EL PODER CURATIVO DEL** *EARTHING* **O** *GROUNDING*: **DESCUBRE SUS BENEFICIOS PARA LA SALUD**

El *earthing* o *grounding* significa poner nuestros pies descalzos o nuestras manos en contacto directo con la tierra. La ciencia ha demostrado que esto tiene un efecto desinflamatorio que ayuda a prevenir enfermedades crónicas, mejora nuestro corazón, hormonas, estado de ánimo, reduce la ansiedad, estrés y mejora nuestro sueño. Además, ayuda a cicatrizar heridas y reduce la exposición a ondas electromagnéticas. Es una práctica ancestral que hemos ido olvidando con la llegada de la tecnología.

El principal beneficio es que ayuda a reducir la inflamación en el cuerpo, ya que la conexión con la Tierra permite neutralizar los radicales libres que causan inflamación. Además, puede mejorar la circulación sanguínea.

Para hacerlo efectivo, es importante caminar descalzo en la hierba o en la playa o estar sentado en el suelo. Hay que asegurarse de que la superficie esté limpia y seca, y evitar hacerlo en áreas con riesgo de descargas eléctricas, como cerca de cables de alta tensión.

• BAÑO DE BOSQUE: LA PRÁCTICA JAPONESA DE ABRAZAR ÁRBOLES PARA COMBATIR EL ESTRÉS Y LA ANSIEDAD

Quizás te suene extraño, ¿abrazar árboles? Si alguna vez has escuchado esta sugerencia, probablemente te haya parecido rara o incluso absurda. Aunque personalmente siempre he disfrutado de estar en contacto con la naturaleza, inicialmente no creía que abrazar árboles pudiera tener algún efecto real. Sin embargo, durante un viaje que hicimos en familia de campamento en Wisconsin, rodeada de altos pinos y árboles majestuosos, decidí darle una oportunidad. Y debo decir que me sorprendió gratamente lo bien que me sentí.

Esa tarde en particular, con el sol brillando y una suave brisa transportando los aromas naturales, experimenté una relajación profunda que no podía explicar del todo. Desde entonces, he abrazado a los árboles que se encuentran justo al lado de mi casa como una forma de conectarme con la naturaleza y agradecerles todo lo que nos ofrecen. Si me preguntas si volvería a hacerlo, la respuesta es un rotundo sí.

Esta práctica, también conocida como «baño de bosque» o *shinrin-yoku*, se ha vuelto cada vez más popular en los últimos años debido a los beneficios que se le atribuyen para la salud mental y física. A medida que envejecemos, es común preocuparnos por nuestra salud y bienestar. En este sentido, abrazar árboles puede ser una práctica especialmente beneficiosa y consiste en caminar por un bosque o área verde y rodear un árbol con tus brazos para absorber su energía. Varios estudios han demostrado que puede mejorar la salud física y mental.

Te comparto algunos de sus beneficios:

1. Reducción del estrés y la ansiedad: Los árboles emiten sustancias químicas llamadas fitoncidas que se ha demostrado que reducen los niveles de cortisol, una hormona relacionada con el estrés.

2. Mejora del estado de ánimo: El contacto con la naturaleza, se ha relacionado con una mayor producción de serotonina, un neurotransmisor asociado con la felicidad.

3. Aumento de la energía: puede mejorar el flujo de energía en el cuerpo y aumentar los niveles de oxígeno en la sangre, lo que a su vez puede aumentar la vitalidad y la claridad mental.

Mi recomendación final antes de abrazar a un árbol es cerciorarte que no tenga melaza de árbol o rocío de miel en el tallo.

• EL SOL Y LA FELICIDAD: ¿POR QUÉ LA VITAMINA D NOS HACE SENTIR BIEN Y FELICES?

Me llama la atención cómo se ha satanizado al sol en las redes sociales y medios de comunicación, como si fuera un monstruo que nos va a comer; todo necesita un balance: ni exponernos al sol por horas sin protección, pero tampoco evitarlo a toda costa. La realidad es que el sol es la fuente principal de vitamina D. Cuando nos exponemos al sol, nuestra piel produce vitamina D, que es una sustancia importante para nuestro cuerpo.

La vitamina D nos ayuda a absorber el calcio y el fósforo, que son necesarios para tener huesos fuertes y saludables. Además de esto, también tiene un efecto positivo en nuestro estado de ánimo. Algunas investigaciones han sugerido que la falta de ella está relacionada con la depresión y la ansiedad. Esto se debe a que ayuda a producir serotonina, una sustancia química en nuestro cerebro que nos hace sentir bien y felices.

Tomar el sol puede tener efectos antidepresivos. Quizás has notado que cuando se toma sol es fácil quedarse dormido y pueden ser varias las razones:

- Luz brillante: La exposición a la luz brillante del sol puede afectar la producción de melatonina, una hormona que regula el sueño. Además, estamos relajados y nos quedamos dormidos con facilidad.

- Temperatura: El sol puede calentar nuestro

cuerpo y hacernos sentir cómodos y relajados. Así, es más fácil quedarse dormido.

- A menudo, cuando tomamos el sol, estamos en un ambiente tranquilo, como en la playa o en el jardín. La ausencia de ruido y el sonido suave del agua o la brisa pueden ser relajantes y ayudarnos a conciliar el sueño.

- Cuando estamos tomando el sol, es posible que no estemos haciendo nada más que relajarnos. Esto significa que no hay distracciones, como dispositivos electrónicos o televisores, que puedan mantenernos despiertos.

En conclusión, el sol es importante para nuestro cuerpo porque nos ayuda a producir vitamina D, que es esencial para la salud de nuestros huesos y también puede tener un efecto positivo en nuestro estado de ánimo. Sin embargo, es importante tomar precauciones, usar protector para evitar quemaduras y problemas de piel a largo plazo; así como también mantenernos hidratados.

• DESCUBRE CÓMO EL BAILE PUEDE HACERTE FELIZ Y MEJORAR TU SALUD A LOS 50 AÑOS

Puede ser que algún día me sienta desanimada; incluso triste, pero te puedo decir con certeza que en cuanto empiezo a bailar no pasan 7 minutos cuando ya me siento mejor. Comienzo a sentirme con ánimo, alegre y la razón es porque cuando bailamos, nuestro cuerpo libera endorfinas, que son neurotransmisores producidos por el cerebro que actúan como analgésicos naturales y nos hacen sentir bien.

Además, el baile también puede aumentar la producción de dopamina y serotonina, dos neurotransmisores que están asociados con la felicidad y el bienestar emocional. Estos neurotransmisores pueden mejorar nuestro estado de ánimo y hacernos sentir más relajados y felices; créeme, ¡realmente funciona!

Otro factor que contribuye a la sensación de alegría que se experimenta al bailar es la liberación de tensión y estrés acumulados en el cuerpo, nos permite expresarnos de manera creativa y física, lo que puede ayudarnos a liberar emociones reprimidas y reducir la ansiedad.

Me encanta hacerlo como ejercicio diario, porque es una actividad física de bajo impacto que fortalece los músculos, mejora la resistencia cardiovascular y ayuda a mantener una postura correcta y equilibrada. Esto es particularmente importante en personas mayores, ya que disminuye el riesgo de caídas y lesiones.

También, es una actividad social que nos permite interactuar con otras personas y ampliar nuestras relaciones. El simple hecho de escuchar nuestras melodías caribeñas y latinas ya nos anima y sentimos alegría.

El baile es una actividad física y social que nos permite mantenernos activos, felices y saludables a partir de los 50 años. Es una forma divertida y agradable de ejercitar el cuerpo y la mente, mientras disfrutamos de la música y la compañía de otros.

«*Nunca se pierden los años que se quita una mujer, van a parar a cualquiera de sus amigas*»

Proverbio chino

CAPÍTULO 2

ALIMENTOS ESENCIALES DESPUÉS DE LOS 50 AÑOS

«La vejez no es triste porque cesen nuestras alegrías, sino porque terminan nuestras esperanzas»

Johann Paul Friedrich Richter

• LA IMPORTANCIA DE LOS ALIMENTOS PRIMARIOS. ¿SERÁN LAS VERDURAS, LAS FRUTAS?

La comida primaria va más allá de lo que hay en tu plato. Mira a tu alrededor: todo lo que nos rodea nos alimenta de una u otra manera, directa o indirectamente. Para explicarte mejor te anexo una lista sobre cuál es la alimentación primaria que te rodea:

- relaciones de pareja, amistades, familia;

- actividad física: caminar, bailar o rutina de ejercicios

- espiritualidad;

- profesión;

- creencias;

- pensamientos positivos;

- diversión;

- creatividad;

- finanzas;

- el ambiente en el hogar;

- alimentos caseros;

- autoestima.

Estas áreas deben estar balanceadas, al igual que los alimentos que ingerimos, ya que ambos trabajan de la mano: de nada vale que consumamos alimentos saludables si vivimos en un ambiente tóxico, y viceversa.

Tener relaciones saludables, practicar una actividad física, tener una carrera/profesión/trabajo satisfactorio (con esto me refiero no solo al aspecto económico, porque va más allá que la parte material; es hacer lo que amas, lo que te apasiona, ¡y lo que sabes! Pregúntate, ¿cuánta vida te está costando tu sueldo?, y por supuesto, una práctica espiritual que llene tu alma.

Así, la alimentación primaria trabaja de la mano junto con la comida que coloques en tu plato. La finalidad es que encuentres el equilibrio de las cosas para gozar de una salud y bienestar óptimos. Estoy convencida de que para lucir más joven debemos tener un equilibrio entre nuestras emociones y los alimentos.

¡Te propongo algo! Sí, a ti, mi lector favorito. Me gustaría que juntos hiciéramos el compromiso, y compartamos con familiares y amigos algo muy importante para todos. Me encantaría que decidamos comer saludable, pero no solo para «tener un abdomen plano», sino para agradecerle a nuestros órganos lo bien que funcionan ¡Lo bien que nos hacen sentir, los años de vida que nos han dado, y que gracias a que nunca nos fallan podemos estar vivos!

Qué mejor manera que proporcionándoles alimentos que nos nutran, explorar la gran variedad que la naturaleza tiene para nosotros: probar otros nuevos, cocinar alimentos caseros, deliciosos y nutritivos; tomando en cuenta las cantidades que ingerimos. No es lo mismo «comer» que «nutrirse». Recuerda que nuestra cocina es el laboratorio de nuestra salud. Si en tu plato hay COLOR, ¡hay nutrición y vida!

«La genética marca solo un 25 % como envejecemos, un 75 % lo determina nuestro estilo de vida y la alimentación, lo cual influye notablemente en nuestro aspecto y salud»

● HABLEMOS DE LAS FAMOSAS DIETAS

Debemos tener en cuenta que las dietas que solían funcionarnos en nuestros años 20 y 30 ya no son efectivas después de los 40. Someter a nuestro cuerpo a regímenes estrictos donde eliminamos por completo los carbohidratos y nos limitamos a consumir solo ensaladas, o pasar una semana únicamente tomando sopas para una «pérdida de peso rápida», ya no es adecuado para nuestra edad. Y te preguntarás, ¿por qué afirmas esto, Alicia? La respuesta radica en los cambios que experimenta nuestro organismo a medida que entramos en la perimenopausia y la menopausia, cuando los niveles de estrógeno disminuyen.

Es esencial que sigamos consumiendo los nutrientes necesarios para mantener nuestros órganos funcionando al máximo rendimiento. La clave está en incorporar los macronutrientes en nuestra dieta diaria. ¿Qué son exactamente los macros? Son las proteínas, grasas saludables y carbohidratos.

Cuando comenzamos una dieta, es común que lo primero que intentemos eliminar sean los carbohidratos. Sin embargo, esto puede ocasionar dolores de cabeza, fatiga, falta de energía e incluso mal humor. Y seguro que te ha pasado, ¿verdad? Los carbohidratos son una parte importante de nuestra alimentación, ya que nos proporcionan la energía necesaria para afrontar el día a día.

En lugar de optar por dietas estrictas que nos hacen sentir mal, debemos adoptar un estilo de vida saludable. Esto implica consumir los tres macronutrientes (proteínas, grasas saludables y carbohidratos) en todas nuestras comidas.

Es importante destacar que las proteínas son esenciales para la construcción y reparación de tejidos, así como para mantener nuestra masa muscular. Podemos obtenerlas a través de fuentes como carnes magras, pescado, huevos, legumbres y lácteos.

Las grasas saludables, por su parte, son fundamentales para el funcionamiento adecuado de nuestro organismo. Incluye en tu dieta alimentos como aguacate, aceite de oliva, nueces y semillas, por supuesto, no debemos temer a los carbohidratos. Opta por aquellos de calidad, como granos enteros, tubérculos, frijoles, lentejas, garbanzos. Estos nos brindan la energía necesaria y también son ricos en fibra, vitaminas y minerales.

Además de mantener una alimentación balanceada, es crucial complementarla con actividad física regular y una hidratación adecuada. El ejercicio nos ayuda a mantener un peso saludable, fortalece nuestros músculos y mejora nuestra salud en general. No olvides beber suficiente agua para mantener tu cuerpo hidratado y favorecer su correcto funcionamiento.

En lugar de enfocarnos en dietas restrictivas que nos hacen sentir mal, debemos adoptar un enfoque integral hacia la nutrición y el bienestar.

Así que, en lugar de caer en el error de las dietas drásticas, abracemos un estilo de vida en el que la diversidad y el equilibrio sean los protagonistas. Aprovechemos la oportunidad de nutrir nuestro cuerpo con una variedad de alimentos saludables y deliciosos, que nos brinden los nutrientes necesarios para mantenernos en óptimas condiciones.

Recuerda que somos seres únicos y que nuestras necesidades nutricionales pueden variar. Siempre es recomendable consultar con profesionales de la salud, como nutricionistas, o un *health coach* (entrenador de salud), que nos ayuden a crear un plan alimenticio personalizado y adaptado a nuestras necesidades individuales.

Dejemos atrás las dietas restrictivas y enfoquémonos en un estilo de vida saludable y balanceado. Aprendamos a disfrutar de los alimentos, nutrir nuestro cuerpo de manera adecuada y encontrar el equilibrio entre nuestros gustos y las necesidades de nuestro organismo. Nuestra salud y bienestar dependen de la atención y cuidado que les brindemos, y al hacerlo, estaremos construyendo bases sólidas para una vida plena y en armonía con nosotros mismos.

Como dice el viejo adagio, «*que tu alimento sea tu medicina, y que tu medicina sea tu alimento*».

• INGREDIENTES EN LOS ALIMENTOS QUE CONSUMIMOS

Debemos prestar mucha atención a los ingredientes de los alimentos que consumimos; los fabricantes están obligados a colocar en las etiquetas con que elaboran sus productos. ¡Pero no siempre se muestran de forma clara!

Nos dejamos llevar más por la mercadotecnia, marcas, colores y palabras claves que llaman nuestra atención en los productos ¿Te has sentido bombardeado cuando caminas por los anaqueles del supermercado con infinidad de colores estratégicamente diseñados? Productos que literalmente nos gritan, *¡llévame a tu casa!* En ese caso debemos nosotros mismos cuidar lo que consumimos, leer las fichas técnicas para saber qué ingredientes contienen.

Fíjate en el orden de los ingredientes de más a menos:

- Aparecen de forma decreciente. Cuando las estés leyendo, el ingrediente que más contiene siempre estará de primero; y así sucesivamente. Por tanto, si un pan de molde se vende como de centeno o con granos enteros, estos ingredientes deben estar en primer lugar, y antes que la harina de trigo refinada (si lleva). De lo contrario, no es integral.

- Mejor que la lista de ingredientes sea corta. Si contiene pocos ingredientes, se tratará, en general, de un alimento poco procesado y se acercará más a «lo natural». Es una manera sencilla que te puede ayudar a identificar si lo que estás comprando está muy procesado o no.

- Otra manera que te hará identificar si los alimentos que vas a adquirir son limpios cuando contienen sellos de garantía, por ejemplo:

  - Sello de Certificación de Alimentos Orgánicos: certifica que el alimento ha sido producido y procesado sin el uso de pesticidas químicos, fertilizantes sintéticos u organismos modificados genéticamente (OMG).
  - Sello de Agricultura Ecológica: garantiza que el alimento ha sido cultivado y procesado siguiendo las normas establecidas por la agricultura ecológica, sin el uso de pesticidas o fertilizantes químicos.

- Libre de gluten: Se encuentra en el trigo, la cebada, el centeno y otros cereales relacionados. Para las personas que padecen la enfermedad celíaca, el consumo de gluten puede provocar daño en el revestimiento del intestino delgado, lo que puede interferir con la absorción de nutrientes. Generalmente, lo indican en la etiqueta; hoy día en los supermercados puedes encontrar muchas opciones de alimentos libres de gluten.

• LOS SUPERALIMENTOS: LA CLAVE PARA MANTENERTE JOVEN Y SALUDABLE DESPUÉS DE LOS 50 AÑOS

Los superalimentos son una excelente manera de cuidar de nuestro cuerpo y mantenernos saludables después de los 50 años. Consiste en alimentos que han sido procesados y deshidratados para convertirse en un polvo fino. Los más populares son la espirulina, *chlorella*, maca, cacao, cúrcuma, *matcha* entre otros.

Estos superalimentos en polvo contienen una gran cantidad de nutrientes como vitaminas, minerales, antioxidantes y fibra, que son beneficiosos para la salud en general. Y en el caso de las personas mayores de 50 años, pueden ayudar a reducir la inflamación, mejorar la digestión, apoyar el sistema inmunológico y aumentar la energía.

Como su presentación es en polvo, permite que lo podamos incorporar de manera fácil y sencilla en nuestra dieta diaria, se lo puedes agregar a tus licuados (*smoothies*), jugos verdes, jugos de frutas, sopas o mezclarlos con el *yogurt*. También son una opción conveniente para personas mayores que pueden tener dificultades para masticar o ingerir ciertos alimentos. Sin embargo, es importante recordar que los superalimentos en polvo no son una solución mágica para una buena salud y deben ser parte de una dieta equilibrada y un estilo de vida saludable en general.

Al incluirlos en nuestra dieta, podemos notar una mejoría en nuestra salud, incluso que nuestra piel pueda lucir más saludable y juvenil, un sistema inmunológico fortalecido, un mejor control del peso y una mayor energía y vitalidad. Pueden ser la clave para mantenernos jóvenes y saludables después de los 50 años.

Entre las más populares y fáciles de encontrar están:

- Espirulina: Es una alga verde-azulada rica en proteínas, vitaminas, minerales y antioxidantes. También es una buena fuente de hierro y ácido gamma-linolénico (GLA). Puede que su olor no sea muy atractivo porque huele a alga, pero al mezclarlo con licuados de frutas no se siente el olor ni sabor.

- *Chlorella*: Es un alga verde unicelular que también es rica en proteínas, vitaminas, minerales y antioxidantes.

- Cacao: El polvo de cacao crudo es rico en

antioxidantes y flavonoides que pueden mejorar la salud cardiovascular y reducir la inflamación. También es una buena fuente de hierro y magnesio.

- *Matcha*: Es un tipo de té verde en polvo que contiene altos niveles de antioxidantes. También se cree que puede mejorar la concentración y la relajación.

- Jengibre: El polvo de jengibre es rico en gingerol, un compuesto que tiene propiedades antiinflamatorias y antioxidantes. También se cree que puede ayudar a aliviar las náuseas y mejorar la digestión.

- Cúrcuma: El polvo de cúrcuma es rico en curcumina, un compuesto que tiene propiedades antiinflamatorias y antioxidantes. También se cree que puede ayudar a mejorar la función cerebral y reducir el riesgo de enfermedades crónicas.

- Bayas de Goji: El polvo de bayas de Goji es rico en antioxidantes y carotenoides que pueden mejorar la salud ocular y reducir la inflamación. También se cree que puede mejorar la función inmunológica y la salud cardiovascular.

- Baobab: Es una fruta africana rica en vitamina C, fibra y antioxidantes. También se cree que tiene propiedades prebióticas que pueden ayudar a mejorar la salud intestinal.

- Hierba de trigo: Es el jugo de la hierba de

trigo que se seca y se muele en polvo. Es rico en clorofila, vitaminas y minerales, y se cree que tiene propiedades antiinflamatorias y antioxidantes.

- Maca: Proviene de una planta que se ha utilizado tradicionalmente como suplemento para aliviar los síntomas asociados con la menopausia. Te menciono alguno de los síntomas que podría mejorar:

  - Sofocos: la maca puede ayudar a reducir la frecuencia e intensidad de los sofocos, que son uno de los síntomas más comunes de la menopausia.
  - Sudores nocturnos: los sudores nocturnos también pueden mejorar con el consumo de maca.
  - Cambios de humor: la maca reduce la ansiedad y mejoran el estado de ánimo en las mujeres que experimentan cambios de humor durante la menopausia.
  - Problemas de sueño: la maca mejora la calidad del sueño en mujeres que experimentan problemas para dormir durante la menopausia.
  - Sequedad vaginal: algunos estudios sugieren que el consumo de maca puede mejorar la sequedad vaginal, un síntoma común de la menopausia.

Te comparto como he incorporado el superalimento maca en mi rutina diaria, preparo un licuado con:

- Espinacas (un puñado)
- ¼ de taza de fresas (congeladas)
- ¼ de taza de arándanos (congelados)
- ½ banana (congelada)
- ½ taza de leche de almendras (preparada en casa)
- 1 cucharada de proteína vegetal
- 1 cucharada de maca
- 1 cucharada de colágeno, péptidos y sábila en polvo (opcional)

Licúa primero todas las frutas con la espinaca y la leche vegetal de tu preferencia (puedes usar solo agua) cuando ya la mezcla esté homogénea le agregamos los polvos de la proteína, maca y colágeno.

- La proteína vegetal me ayuda a llegar a mi meta de proteína que necesito consumir a diario tomando en cuenta mi edad, actividad física, estatura, peso, y estilo de vida para saberlo, me asesoré con la *health coach* en *Instagram* @Coach.aleparra

- La maca tiene muchos beneficios para nivelar los síntomas de la menopausia, he sentido una mejoría desde que la agregue a mis batidos (*smoothies*).

Es importante tener en cuenta que los efectos del superalimento maca en cuanto a los síntomas de la menopausia pueden variar de una persona a otra y que se necesitan más estudios para confirmar sus beneficios. También es recomendable hablar con un profesional de la salud antes de comenzar a tomar cualquier otro suplemento.

Es muy importante que el batido con proteína y maca no sustituya ninguna de las comidas como el desayuno, el almuerzo o cena; es solo para llegar a tu meta de proteína diaria; puedes tomarlo como merienda (*snack*), después o antes de entrenar, de hacer tus ejercicios.

• ¿POR QUÉ DOS HUEVOS EN EL DESAYUNO NO SON SUFICIENTES PARA ALCANZAR TU META DIARIA DE PROTEÍNAS?

Consumir dos huevos en el desayuno es una fuente de proteínas, pero no es suficiente para alcanzar la meta diaria recomendada de consumo para personas mayores de 50 años. La cantidad recomendada varía según el peso, la altura y el nivel de actividad física de cada persona, pero en general se recomienda un mínimo de 1 gramo de proteína por cada kilogramo de peso corporal al día.

Igualmente, es importante variar las fuentes de proteínas para obtener todos los nutrientes esenciales que nuestro cuerpo necesita. Los huevos no contienen todos los aminoácidos esenciales. Las fuentes de proteínas animales como la carne, el pescado y los lácteos, así como las fuentes de proteínas vegetales como los frijoles, las nueces y los granos, son excelentes opciones para asegurarse de obtener todos los nutrientes que su cuerpo necesita.

Es importante consumir suficiente proteína para mantener una buena salud, especialmente a medida que envejecemos. Si bien los huevos son una buena fuente de proteínas, es crucial comer otras también.

• ¿CÓMO MAXIMIZAR TU INGESTA DE PROTEÍNAS DESPUÉS DE LOS 50 AÑOS?

A partir de la perimenopausia y la menopausia, el cuerpo tiende a perder masa muscular y requiere una mayor ingesta de proteínas para mantener una buena salud y vitalidad. Para maximizarla, es importante consumir alimentos ricos en proteínas y variadas a lo largo del día.

Algunas fuentes de proteínas animales incluyen la carne de res, el pollo, el pescado y los huevos, mientras que algunas fuentes de proteínas vegetales incluyen los frijoles, las nueces, las semillas y los productos de soja.

Asegúrate de consumir una variedad de fuentes de proteínas, te ayudará a obtener todos los aminoácidos esenciales para funcionar correctamente, incluyéndolos en cada comida y refrigerio. Por ejemplo, en lugar de solo consumir dos huevos en el desayuno, podrías agregar un poco de queso a tu tostada, incluir nueces en tu cereal, o *yogurt* a tus licuados de frutas para aumentar tu ingesta de proteínas.

Maximizar tu ingesta después de los 50 años puede ayudarte a mantener una buena salud y vitalidad. Para lograrlo, es importante consumir una variedad de fuentes de proteínas en cada comida y asegurarte de cumplir con las recomendaciones diarias.

● LA CLAVE PARA UNA DIETA SALUDABLE DESPUÉS DE LOS 50: EQUILIBRAR LOS CARBOHIDRATOS, PROTEÍNAS Y GRASA

Es vital equilibrar la ingesta de carbohidratos, proteínas y grasas para mantener una dieta saludable y prevenir enfermedades crónicas. Los carbohidratos son una importante fuente de energía y deben ser incluidos en la dieta diaria. Sin embargo, se recomienda que se elijan los complejos y no refinados, como los que se encuentran en los granos enteros, frutas y verduras.

Alimentos ricos en carbohidratos:

- Arroz integral
- Quinoa
- Avena
- Plátanos
- Manzanas

- Zanahorias
- Calabaza
- Brócoli

Las proteínas también son esenciales para mantener la salud muscular y ósea. Se recomienda elegir proteínas magras, como las que se encuentran en aves, pescado, huevos y legumbres. Alimentos ricos en proteínas:

- Pollo
- Pescado (salmón, atún, sardinas)
- Huevos
- Frijoles
- Lentejas
- Tofu

Las grasas también son importantes para la salud, pero se deben elegir grasas saludables, como las que se encuentran en los aguacates, nueces, semillas y aceites saludables como el de oliva y de linaza. Alimentos ricos en grasas saludables:

- Aguacate
- Nueces (almendras, nueces, pistachos)
- Semillas (chía, lino, calabaza)

- Aceite de oliva

- Aceite de linaza

Se recomienda que las personas mayores de 50 años limiten su ingesta de alimentos procesados y azúcares refinados, y se centren en alimentos integrales y naturales para mantener una dieta saludable y equilibrada.

Tres opciones de desayunos que combinan los tres macros: recuerda que la cantidad dependerá de tu estatura, edad, estilo de vida y actividad física, las siguientes opciones de recetas son solo un ejemplo generalizado:

1. Tazón de avena: mezcla 1/2 taza de avena cocida con 1/2 taza de leche baja en grasa, 1/2 taza de fruta fresca picada y 1 cucharada de mantequilla de almendras. La avena proporciona carbohidratos complejos y fibra, la leche aporta proteínas y calcio, y la mantequilla de almendras aporta grasas saludables.

2. Huevos revueltos con aguacate: mezcla 2 huevos con 1/4 taza de queso rallado bajo en grasa y saltea en una sartén con 1 cucharada de aceite de oliva. Sirve con 1/2 aguacate en rodajas. Los huevos proporcionan proteínas y grasas, el queso aporta proteínas y grasas, el aguacate proporciona grasas saludables y fibra.

3. Batido de proteínas: mezcla 1 taza de leche baja en grasa, 1/2 taza de frutas congeladas, 1 cucharada de mantequilla de maní y 1 cucharada de proteína en polvo. La leche proporciona proteínas y calcio, la fruta proporciona carbohidratos y fibra, la mantequilla de maní aporta grasas saludables y la proteína en polvo proporciona proteínas adicionales.

Tres opciones de almuerzos que combinan los tres macronutrientes esenciales para una alimentación saludable: proteínas, carbohidratos y grasas.

Opción 1: Ensalada de pollo con aguacate y arroz integral

- Proteínas: pechuga de pollo a la plancha

- Carbohidratos: arroz integral cocido

Grasas: aguacate en trozos

- Prepara una ensalada con lechuga, tomates cherry y pepino, añade el pollo cortado en tiras y el aguacate. Sirve con una porción de arroz integral.

Opción 2: Tostadas de aguacate con huevo y fruta fresca

- Proteínas: huevo escalfado o revuelto

- Carbohidratos: tostadas de pan integral

Grasas: aguacate en puré

- Unta las tostadas con puré de aguacate, agrega el huevo cocido y decora con fruta fresca, como fresas o melón.

Opción 3: Salmón a la parrilla con vegetales asados y quinoa

- Proteínas: salmón a la parrilla

- Carbohidratos: quinoa cocida

Grasas: aceite de oliva en los vegetales asados y en la preparación del salmón

- Asa tus vegetales favoritos, como zanahorias, pimientos y cebolla, y acompaña con una porción de salmón a la parrilla. Acompaña con una porción de quinoa cocida.

Recuerda que estas son solo algunas opciones y siempre es importante variar tus comidas y asegurarte de obtener una diversidad de nutrientes esenciales en tu dieta diaria.

- Tres opciones para la cena combinando los macronutrientes:

1. Pollo a la parrilla con verduras asadas y quinoa: esta cena combina proteínas de alta ca-

lidad con carbohidratos complejos y grasas saludables. El pollo a la parrilla proporciona proteínas magras, mientras que las verduras asadas ofrecen una variedad de vitaminas, minerales y fibra dietética. La quinoa es una excelente fuente de carbohidratos complejos y proteínas, y también contiene grasas saludables como el omega-3 y el omega-6.

2. Ensalada de salmón con aguacate y frijoles negros: esta cena es rica en proteínas y grasas saludables, y también proporciona carbohidratos complejos y fibra dietética. El salmón es una excelente fuente de proteínas y grasas saludables como el omega-3, mientras que el aguacate ofrece grasas monoinsaturadas saludables y los frijoles negros proporcionan proteínas y carbohidratos complejos.

3. Tacos de tofu con verduras y aguacate: esta cena vegetariana combina proteínas vegetales con carbohidratos complejos y grasas saludables. El tofu es una excelente fuente de proteínas vegetales y grasas saludables, mientras que las verduras proporcionan una variedad de nutrientes esenciales y fibra dietética. El aguacate ofrece grasas monoinsaturadas saludables y carbohidratos complejos. Puedes utilizar tortillas de maíz o de trigo integral para obtener carbohidratos complejos adicionales.

• CÓMO UN *HEALTH COACH* PUEDE AYUDARTE A SUPERAR LOS DESAFÍOS DE LA SALUD DESPUÉS DE LOS 50 AÑOS

Cuando comiences a seguir una dieta saludable basada en los tres macros (proteínas, grasas y carbohidratos). Te recomiendo que busques la guía de un profesional de *health coach* (entrenador de salud), porque está capacitado para ayudarte a alcanzar tus objetivos de salud y bienestar a través de cambios en el estilo de vida, la dieta y el ejercicio físico. Te guiará y ayudará a identificar los alimentos adecuados para tu cuerpo, la cantidad adecuada de cada macronutriente que debes consumir y cómo combinarlos para maximizar tu salud y rendimiento. Te explico con más detalles cuáles son las funciones de un *health coach*:

1. Conocimientos especializados: está capacitado para entender la ciencia detrás de la nutrición y los beneficios de cada macronutriente. Te puede orientar de manera personalizada, con base en tus necesidades, y así seleccionarás los alimentos adecuados para ti.

2. Planificación y seguimiento: te ayudará a pautar tus comidas y hacer un seguimiento de tu ingesta de macronutrientes. De esta forma, podrás asegurarte de que estás siguiendo correctamente la dieta y ajustarla en caso de ser necesario.

3. Apoyo emocional: no solo te orientará en lo que se refiere a nutrición, sino que también

te ofrecerá apoyo emocional. El cambio de hábitos puede ser difícil, y tener a alguien que te guíe y te apoye puede hacer toda la diferencia.

4. Adaptabilidad: puede adaptar la dieta a tus necesidades individuales. Si tienes alergias alimentarias, preferencias dietéticas o algún problema de salud, el *health coach* te ayudará a adaptar la dieta a tus necesidades.

Recuerda que la guía de un *health coach* puede ser muy beneficiosa cuando buscas llevar una dieta saludable con los tres macros. No sólo te ofrecerá conocimientos especializados en nutrición, sino que también te apoyará emocionalmente, planificando tus comidas y se asegurará de que la dieta se adapte a tus necesidades individuales. Si no conoces algún entrenador de salud puedes contactar a Alejandra Parra a través de su *Instagram*, @Coach.aleparra

«Cualquiera que deja de aprender es viejo, ya tenga 20 años u 80. Cualquiera que sigue aprendiendo se mantiene joven»

Henry Ford

CAPÍTULO 3

LO QUE PODEMOS CONTROLAR

«*La belleza no es lo que eres por fuera, es la sabiduría y el tiempo que regalaste para salvar a otra alma luchadora como la tuya*»

~Shannon L. Alder~

• LA IMPORTANCIA DE LA NUTRICIÓN PARA LA SALUD Y LA APARIENCIA FÍSICA

La nutrición adecuada es importante para mantener la salud y la apariencia física. A medida que envejecemos, nuestro cuerpo cambia y requiere diferentes nutrientes para funcionar correctamente. Una dieta equilibrada que incluya una variedad de alimentos saludables puede ayudar a prevenir enfermedades crónicas y mantener una apariencia juvenil.

Al elegir alimentos, es importante considerar la calidad y la cantidad de los nutrientes que ofrecen. Por ejemplo, se recomienda aumentar la ingesta de proteínas para ayudar a mantener la masa muscular y la fuerza a medida que envejecemos. Además, los ácidos grasos omega-3, que se encuentran en pescados grasos, nueces y semillas, son importantes para la salud del corazón y el cerebro.

Hidratarnos es esencial para el buen funcionamiento de nuestros órganos vitales. Nuestro cuerpo está compuesto en su mayoría de agua, y es necesario mantener un equilibrio adecuado de líquidos para que nuestras células, tejidos y órganos funcionen correctamente. Es necesaria para la digestión y absorción de los alimentos, para la eliminación de toxinas y desechos del cuerpo a través de la orina, el sudor y las heces, para regular la temperatura corporal, y para mantener la piel, los ojos y los labios hidratados. También es esencial para el funcionamiento adecuado del cerebro, los riñones, el corazón…

Es importante recordar que la hidratación no solo se logra mediante la ingesta de agua, sino también a través de otros líquidos como jugos, té, café y sopas, así como también las frutas y verduras.

Los alimentos procesados, la comida rápida y los altos en grasas saturadas y azúcares pueden tener un impacto negativo en la salud y la apariencia física. Pues contribuyen a tener enfermedades crónicas y a aumentar el riesgo de un envejecimiento prematuro.

Por eso, una nutrición adecuada es esencial para mantener la salud y la apariencia física a cualquier edad, por supuesto, de los 50 años y más.

• LA RELACIÓN ENTRE EL EJERCICIO Y LA FELICIDAD

A medida que envejecemos, la práctica regular de ejercicio se vuelve cada vez más importante para mantener una buena salud y calidad de vida. Si bien es cierto que la juventud se asocia con mayor capacidad física, incluso a los 50 años, es posible mantener una excelente condición física y mental.

El ejercitarnos puede ayudar a mejorar la flexibilidad, la fuerza muscular, la resistencia cardiovascular y la densidad ósea, lo que ayuda a prevenir enfermedades como la osteoporosis y la artritis. Asimismo, regula el estado de ánimo y reduce el riesgo de depresión y ansiedad.

No obstante, es importante tener en cuenta que, a los 50 años, es posible que tengas algunas limitaciones físicas debido al envejecimiento o lesiones previas. Por lo tanto, es esencial consultar a un médico antes de comenzar cualquier programa de ejercicios y trabajar con un entrenador personal para desarrollar un programa que sea seguro y efectivo para ti.

El ejercicio es una herramienta importante para mantener la juventud en cualquier edad, incluyendo los 50 años. Al hacerlo regularmente, es posible mantener un cuerpo y mente saludables, lo que a su vez contribuirá a una mejor calidad de vida.

● NOS PREOCUPA MÁS CÓMO BAJAR DE PESO

Nos preocupamos más en cómo perder peso, queremos lograrlo lo más pronto posible; le prestamos mucha atención a las calorías, cuando en el proceso descuidamos un punto sumamente importante. Quizás te suene muy raro lo que voy a decir, pero es cierto, debemos de prestar más atención en cómo vamos a envejecer, pues es una realidad que no podemos evadir.

¿Qué significa esto? Envejecer sin masa muscular significa acercarse a la muerte; sé que suena trágico, pero cuando perdemos músculos, perdemos células, te acercas al envejecimiento prematuro, además que se aumenta a la resistencia de la insulina, incluso empiezas a sentir los síntomas de un adulto débil, con falta de energía, problemas de equilibrio, dificultad al caminar, no te puedes mantener de pie; ni hablar de los problemas cardiovasculares y cerebrovascular. ¡Recuerda que los músculos son los protectores de nuestros huesos y de nuestros órganos vitales!

Tras cumplir los 38 años debemos empezar a alzar pesas, entrenar con ellas, nos aporta muchos beneficios no solo a nivel físico, estético, también mejora:

● La salud de tus huesos

- Tu salud hormonal y metabólica

- Tu salud mental

Cuando entrenas tu masa muscular, te conviertes en una máquina quema grasa, porque tu cuerpo no solo consume calorías durante el entrenamiento, también lo continúa haciendo después.

Ya sé que te has quedado sorprendido con esta afirmación, pero es que entrenar con pesas incrementa las mitocondrias a nivel muscular, que son «la fábrica» que se encarga de transformar los ácidos grasos o glucógeno, azúcar en energía; ¿qué significa esto? Quemarás más grasa en estado de reposo durante el día. Además, que mejora notablemente la sensibilidad a la insulina, quiere decir que vas a tolerar mucho mejor los carbohidratos.

Sé que muchas mujeres le tienen temor a levantar pesas porque piensan que lucirán como Rocky Balboa (Sylvester Stallone). Les explico mejor: los hombres tienen mucha más testosterona, y esta hormona les facilita el aumento de los músculos.

¿Qué pasa cuando las mujeres levantamos pesas? Te va a ayudar a estar en forma con más facilidad y a incrementar masa muscular, lo cual es beneficioso porque si tú quieres combatir la flacidez, definitivamente levantar pesas va a tonificar tus músculos.

El secreto es entrenar con un peso que te RETE, no con pesas pequeñas, sino algo que te cueste levantar porque los músculos necesitan ese estímulo externo. Al empezar a entrenar no necesitas levantar mucho peso, tiene que ser progresivo.

Quizás me preguntes: Alicia, ¿si tengo sobrepeso puedo levantar pesas? Claro que sí, porque te va a ayudar mucho a nivel metabólico y hormonal, con la pérdida de grasa, a combatir la flacidez.

Existe un mito equivocado al pensar que la grasa se va a endurecer. Es totalmente falso; lo que va a ocurrir es que poco a poco vas a ir perdiendo grasa. El secreto es tener paciencia y ser constante, porque generalmente si no vemos los resultados «a la semana», nos desmotivamos pensando que no funciona. Vas a ver resultados «visibles» a los meses; y eso aplica para el *skincare*, los remedios caseros, incluso con el emprendimiento y las finanzas.

• CÓMO DORMIR LO SUFICIENTE Y MEJORAR LA CALIDAD DEL SUEÑO

Dormir lo suficiente y mejorar la calidad del sueño puede ser un desafío a cualquier edad, pero puede ser especialmente difícil a medida que envejecemos.

A los 50 años, las personas pueden experimentar cambios en su ciclo de descanso, incluyendo una disminución en la cantidad de sueño profundo y REM. Además, las condiciones de salud relacionadas con la edad, como la apnea, pueden dificultar el dormir.

Aquí hay algunas estrategias que pueden ayudar a dormir lo suficiente y mejorar la calidad del sueño a los 50 años:

- Establecer un horario regular de sueño: trata de irte a dormir y despertarte a la misma hora todos los días, incluso los fines de semana. Mantendrás un ritmo circadiano saludable y entrenarás el cuerpo para que se sienta somnoliento en el momento adecuado.

- Crea una rutina de relajación antes de dormir: toma un baño caliente, puedes leer un libro o escuchar música suave que ayudará a relajarte y prepararte para dormir.

- Asegúrate de que tu habitación esté fresca, oscura y tranquila para crear un ambiente propicio para dormir.

- Haz ejercicio regularmente: el ejercicio regular puede ayudar a mejorar la calidad del sueño, pero asegúrate de hacerlo al menos 3 horas antes de acostarte para que tu cuerpo tenga tiempo de relajarse.

- Reduce el estrés: ya que puede afectar la calidad del sueño. Intenta practicar técnicas de relajación, como la meditación o el yoga, y evita hacer actividades estresantes antes de acostarte.

- Uso de dispositivos electrónicos: Evita usar tu teléfono celular, tableta o computadora al menos una hora antes de acostarte, porque la luz que emiten puede afectar la producción de melatonina, la hormona que regula el sueño.

- Comidas pesadas: Evita comidas pesadas o muy condimentadas antes de dormir, porque provocan problemas digestivos y dificultades para conciliar el sueño.

- Consumir cafeína: Evita el consumo de café, té, bebidas energéticas u otros productos con cafeína antes de dormir, ya que puede mantenernos despiertos.

- Discusiones o conflictos: Evita discusiones o conflictos emocionales antes de acostarte, puesto que pueden mantenerte despierto o provocar pesadillas.

- Ver noticias o películas violentas: por el hecho de que pueden generar ansiedad o miedo, y afectar nuestro sueño.

- Alcohol: antes de dormir, puede ayudar a conciliar el sueño inicialmente, pero lo interrumpe durante la noche.

- Ambiente ruidoso o demasiado iluminado: evita dormir en un ambiente ruidoso o demasiado iluminado, pues puede dificultar conciliar el sueño.

- Actividades mentales intensas: realizar actividades mentales intensas antes de dormir, como trabajar, estudiar o resolver problemas complejos, nos mantiene activos mentalmente y dificultar el sueño.

- Consulta a un profesional de la salud: si estás experimentando problemas de sueño persistentes, considera acudir a un profesional de la salud. Pueden ayudarte a identificar cualquier problema subyacente y recomendar tratamientos específicos para mejorarlo.

• LA IMPORTANCIA DE LA ACTITUD Y EL PENSAMIENTO POSITIVO

La calidad de tus pensamientos es tan, pero tan importante, que podrás hacer ejercicios todos los días, tomar ocho vasos de agua diarios, dormir ocho horas seguidas, comer saludable, tomar tus suplementos vitamínicos a diario, usar los productos de *skincare* de las marcas más costosas, pero si tienes pensamientos tóxicos, créeme que en lugar de lucir más joven lucirás marchita, cansada, malhumorada y, peor aún, podrías llegar a enfermarte.

La persona con la que más hablas es contigo mismo; esa conversación debe de estar enfocada en soluciones. La actitud y el pensamiento positivo son importantes a cualquier edad, pero son especialmente importantes a los 50 años.

A medida que envejecemos, podemos enfrentar una variedad de desafíos físicos y emocionales, como enfermedades crónicas, cambios en las relaciones familiares y laborales, y la pérdida de seres queridos. Una actitud y pensamiento positivo pueden ayudar a manejar estos desafíos y mejorar nuestra calidad de vida.

Aquí hay algunas razones por las cuales la actitud y el pensamiento positivo son importantes a los 50 años:

- Promueven la salud mental y física: reducen el estrés, la ansiedad y la depresión, lo que puede mejorar la salud en general.

- Las actitudes y los pensamientos positivos desarrollan resiliencia, que es la capacidad de recuperarse de los desafíos. A medida que envejecemos, podemos enfrentar más dificultades, por lo que la resiliencia es importante para mantenernos fuertes y capaces de superar obstáculos.

- Mejoran las relaciones: una actitud y pensamiento positivo fomentan la empatía, la compasión y la confianza, lo que puede llevar a relaciones más sólidas y satisfactorias.

- Promueven la felicidad: las actitudes y los pensamientos positivos pueden mejorar nuestro estado de ánimo y aumentar nuestra sensación de bienestar. Pueden ayudarnos a encontrar la felicidad en situaciones cotidianas y a disfrutar de las cosas que tenemos.

- Fomentan el crecimiento personal: al alentar el aprendizaje y el desarrollo, nos ayuda a establecer metas y trabajar hacia ellas con una actitud positiva.

Sé que te estarás preguntando: Ok, ¿y cómo logro tener pensamientos positivos?, «es tan difícil sacarlos de mi cabeza». Entiendo que lograr tener esos pensamientos positivos puede ser un desafío, pero hay varias estrategias que te cambiarán la mentalidad negativa y fomentarán una actitud positiva.

Aquí hay algunas formas de lograr tener ese tipo de pensamientos:

- Practica la gratitud: tómate el tiempo para reflexionar sobre las cosas por las que estás agradecido y haz una lista de ellas. Centrarte en lo positivo de tu vida puede ayudar a cambiar tu perspectiva.

- Encuentra el lado positivo: enfócate en los aspectos positivos de una situación en lugar de los negativos. Intenta ver los desafíos como oportunidades de aprendizaje.

- Rodéate de personas positivas: las personas con esa actitud pueden influir positivamente en tu mentalidad. Comparte con amigos y familiares que te apoyen y te animen.

- Practica el autocuidado: cuidar de tu cuerpo y mente puede ayudar a promover una actitud positiva. Haz ejercicio, duerme lo suficiente, come bien y encuentra tiempo para hacer actividades que disfrutes.

- Desafía tus pensamientos negativos: cuando tengas un pensamiento negativo, cuestiónalo y busca evidencia que lo respalde. Es posible que descubras que no hay una base sólida para ese pensamiento y puedas cambiarlo a uno mejor.

- Practica la meditación y la atención plena: pues reducen el estrés y la ansiedad. Dedica tiempo cada día para prestar atención a tus pensamientos y emociones.

- Encuentra la alegría en las pequeñas cosas: como una taza de té caliente o una caminata en el parque. Aprende a apreciar las pequeñas cosas y disfrútalas.

La actitud y el pensamiento positivo son importantes a los 50 años porque pueden promover la salud, la resiliencia, las relaciones, la felicidad y el crecimiento personal. Practicar una actitud y pensamiento positivo puede tener beneficios significativos para nuestra calidad de vida a medida que envejecemos.

• ESTRATEGIAS PARA REDUCIR EL ESTRÉS Y LA ANSIEDAD

A medida que entramos a la edad madura, es común enfrentar una variedad de desafíos que pueden aumentar el estrés y la ansiedad. Afortunadamente, existen estrategias efectivas para reducir el estrés y la ansiedad a los 50 años.

- Ejercicio físico: es una forma efectiva de reducir el estrés y la ansiedad. Trata de hacer al menos 30 minutos de ejercicio al día, como caminar, nadar, incluso bailar.

- Meditación y *mindfulness*: son técnicas que reducen el estrés. La meditación implica concentrarse en la respiración, mientras que el *mindfulness* implica prestar atención al momento presente.

- Respiración profunda: el inhalar y exhalar lentamente disminuye la ansiedad, cuando lo hagas siéntate en una silla o sillón que estés cómodo, y lo repites varias veces hasta que te sientas relajado.

- Aprende a decir «no»: es importante negarte a las demandas que aumentan tu nerviosismo, es recomendable que comuniques tus necesidades.

- Busca apoyo: habla con amigos y familiares sobre tus preocupaciones y busca su apoyo. Si necesitas ayuda profesional, busca a un terapeuta o a un consejero que pueda ayudarte a desarrollar estrategias efectivas para manejar el agobio.

- Haz tiempo para tus pasatiempos: dedícate a hacer las cosas que te gustan, como leer, pintar o escuchar música. Actividades que te hagan sentir alegre.

- Es muy importante el autocuidado: tomar un baño relajante con aromas de lavanda natural, recibir un masaje o hacer una actividad que te haga sentir bien.

Implementar estas estrategias puede ayudarte a sentirte más relajado, en control y mejorar tu bienestar en general.

• CÓMO MANTENER UNA MENTE ACTIVA Y APRENDER COSAS NUEVAS

Mantener una mente activa a los 50 años es sustancial para una buena salud mental y emocional, y para seguir desarrollándose personalmente. Aquí hay algunas estrategias para mantener una mente activa y aprender cosas nuevas:

- Lee libros: es una excelente manera de mantener tu mente activa. Elige libros sobre temas que te interesen o que te gustaría aprender más, ya sea historia, ciencia, tecnología, literatura, entre otros.

- Aprender un nuevo idioma: es una excelente manera de mejorar tus habilidades cognitivas. Puedes tomar clases de idiomas, descargar aplicaciones para aprender idiomas o unirte a grupos de conversación en línea.

- Practica juegos mentales: los crucigramas, las sopas de letras, el sudoku y los rompecabezas son excelentes para mantener tu mente activa.

- Toma cursos en línea: existen muchos cursos en línea gratuitos o de pago que te permiten aprender nuevas habilidades o

SÉ FELIZ A TUS 50

adquirir conocimientos sobre temas que te interesen desde la comodidad de tu hogar.

- Aprende un nuevo pasatiempo: ya sea cocinar, pintar, tocar un instrumento musical o practicar un deporte, es una excelente manera de aprender cosas nuevas de forma entretenida.

- Participa en actividades sociales: ya sea a través de grupos de interés en línea o presenciales, es una excelente manera de mantener tu mente activa y aprender cosas nuevas. Puedes unirte a grupos de debate o de intercambio de ideas sobre temas que te interesen.

- Viaja y explora nuevos lugares: Es una maravillosa forma de descubrir nuevas culturas, costumbres, idiomas y lugares que nunca hayas visitado antes.

Estas estrategias mantendrán tu mente activa y facilitarán los aprendizajes a cualquier edad.

• LA IMPORTANCIA DE LAS CONEXIONES SOCIALES Y LA VIDA COMUNITARIA

Las conexiones sociales y la vida comunitaria son muy importantes a cualquier edad, pero especialmente a los 50 años. Aquí te explico por qué:

- Mejora la salud física y mental: tienen un

93

impacto al tener una tasa más baja de enfermedades crónicas, como enfermedades del corazón, diabetes, depresión y ansiedad.

- Proporciona apoyo emocional: esencial para superar momentos difíciles en la vida, sintiéndose más apoyadas y menos aisladas.

- Fomenta la actividad física: y el bienestar general. Por ejemplo, un grupo de amigos puede motivarse mutuamente para hacer ejercicio juntos y llevar una vida más activa.

- Ayuda a reducir el estrés: las personas que tienen conexiones sociales fuertes tienen más probabilidades de sentirse más relajadas y menos estresadas.

- Proporciona oportunidades para aprender y crecer: la vida comunitaria ofrece oportunidades para aprender cosas nuevas y crecer personalmente. Por ejemplo, puedes unirte a grupos de discusión, de debate, de actividades culturales, deportivas o de voluntariado, donde aprendas cosas nuevas, desarrolles habilidades y conozcas gente nueva.

Existen muchas formas de participar en actividades comunitarias, algunas de las cuales incluyen:

- Unirse a un grupo local: busca grupos en tu área que se dediquen a actividades comunitarias, como grupos de voluntariado, grupos de limpieza de parques, clubes de jardinería, entre otros.

- Participar en eventos locales: muchas comunidades tienen eventos periódicos, como festivales, carreras, ferias de salud, entre otros. Busca eventos que te interesen y únete como voluntario.

- Ofrecer tus habilidades: si tienes habilidades especiales, como tocar un instrumento, cocinar o hablar otro idioma, considera ofrecer tus habilidades a la comunidad. Puedes dar clases o hacer presentaciones en eventos. Incluso generar ingresos con tus conocimientos.

- Ayudar a los vecinos: pregúntales a tus vecinos si necesitan ayuda con tareas como cortar el césped, pintar la casa o cuidar a sus mascotas.

- Participar en proyectos de mejora de la comunidad: si hay un proyecto en tu comunidad, como la construcción de un parque, considera unirte al equipo de voluntarios para ayudar a hacerlo realidad.

Recuerda que participar en este tipo de actividades puede ser una experiencia muy gratificante y te permite conocer a gente nueva mientras ayudas a tu comunidad. La conexión social es importante a cualquier edad, especialmente después de los 50 años. Pues proporcionan apoyo emocional, fomentan la actividad física, y proporcionan oportunidades para aprender y crecer. Así que dedica tiempo y esfuerzo para mantener y fortalecer estas conexiones sociales.

• CÓMO ENCONTRAR EL EQUILIBRIO ENTRE EL TRABAJO Y EL PLACER

Encontrar el equilibrio entre el trabajo y el placer a los 50 años puede ser un desafío, pero es esencial para mantener una buena salud física y mental.

Entre los que considero más importante están:

- Establece prioridades: haz una lista de las tareas importantes que debes completar y establece un horario que te permita cumplir con ellas de manera efectiva. Deja tiempo suficiente para actividades de ocio y relajación.

- Aprende a decir «no»: a veces, para mantener el equilibrio entre el trabajo y el placer, es necesario decir «no» a las demandas adicionales que surgen en el trabajo o en la vida personal.

- Planifica actividades de ocio: programa actividades de placer en tu calendario. Esto puede incluir tiempo para pasar con amigos y familiares, hacer ejercicio, leer un libro, disfrutar de la naturaleza, etc.

- Desconecta: asegúrate de apagar todos tus dispositivos electrónicos y del trabajo durante el tiempo libre. Esto te permitirá relajarte y disfrutar de tus actividades de ocio sin distracciones.

- Practica el autocuidado: dedica tiempo a cuidar de ti mismo. Esto puede incluir actividades como meditación, yoga, ejercicio, cuidado personal, etc.

- Busca un trabajo que te guste: si disfrutas de tu trabajo, es más probable que te sientas motivado y satisfecho. Si no te gusta tu trabajo, es posible que desees considerar un cambio de carrera.

- Busca ayuda: si te sientes abrumado o estresado. Habla con amigos o familiares, busca un terapeuta o un consejero, o habla con un profesional de recursos humanos en tu trabajo.

- Sé flexible: a medida que cambian las circunstancias de tu vida, puede ser necesario ajustar tu horario o tus prioridades. Sé flexible y dispuesto a hacer cambios para adaptarse a las nuevas situaciones.

Recuerda que el equilibrio entre el trabajo y el placer es diferente para cada persona, así que encuentra lo que funciona mejor para ti y haz ajustes según sea necesario. Disfruta de tu tiempo y de tus actividades y no te sientas culpable por tomarte un tiempo para ti mismo.

«La edad de una mujer no significa nada.

Las mejores melodías se tocan en los violines antiguos»

Ralph Waldo Emerson

CAPÍTULO 4

EL IMPACTO DE NUESTROS PENSAMIENTOS EN NUESTRA SALUD Y FELICIDAD

«Hay una fuente de la juventud: es tu mente, tus talentos, la creatividad que traes a tu vida y a las vidas de las personas que amas. Cuando aprendas a aprovechar esta fuente, habrás derrotado a la vejez»

~Sophia Loren~

• EL PODER DE LOS PENSAMIENTOS: CÓMO AFECTAN NUESTRA SALUD Y FELICIDAD

- Los pensamientos tienen un gran poder sobre nuestra salud y felicidad. La forma en que pensamos y percibimos el mundo puede influir en nuestras emociones, nuestra conducta y nuestra salud física.

- Los pensamientos negativos y estresantes pueden aumentar los niveles de estrés en el cuerpo, lo que a su vez puede llevar a una variedad de problemas de salud como la presión arterial alta, la enfermedad cardíaca, la diabetes y la depresión. Mientras que los pensamientos positivos y optimistas pueden tener efectos positivos en la salud y el bienestar, como la reducción del estrés y la ansiedad, el aumento de la autoestima y la mejora del sistema inmunológico.

- La práctica de la meditación y el *mindfulness*, que consiste en prestar atención plena y consciente a nuestros pensamientos y emociones, puede ayudarnos a desarrollar una perspectiva más positiva y saludable de la vida. Además, la práctica de la gratitud y la apreciación de lo que tenemos en la vida puede ayudarnos a enfocarnos en lo positivo y a disfrutar más de las experiencias diarias.

Los pensamientos tienen un gran poder sobre nuestra salud y felicidad. Si queremos vivir una vida saludable y feliz, es importante prestar atención a nuestros pensamientos y desarrollar una perspectiva positiva y optimista.

• LOS PELIGROS DE PENSAMIENTOS NEGATIVOS Y SU IMPACTO EN LA SALUD FÍSICA Y MENTAL

Aunque a veces no le prestemos mucha atención, nuestros pensamientos tienen un gran poder sobre nuestro estado de ánimo. Cuando nos enfocamos en pensamientos negativos, nuestra mente y cuerpo pueden sentirse más estresados y ansiosos, lo que puede tener un impacto nefasto en nuestra salud.

Por ejemplo, si nos despertamos pensando en todas las cosas que tenemos que hacer durante el día y nos enfocamos en lo abrumador que puede ser, podemos sentirnos ansiosos y estresados antes de comenzar el día y afectar a nuestra capacidad para manejar el estrés.

Pero si nos enfocamos en pensamientos positivos y optimistas, podemos sentirnos más motivados para enfrentar los desafíos del día. Si nos despertamos pensando en las cosas positivas que tenemos en nuestra vida, como nuestra familia y amigos, nuestro trabajo o pasatiempo favorito, podemos sentirnos más felices y agradecidos por lo que tenemos.

Es fundamental recordar que no podemos controlar todos los pensamientos que nos vienen, pero sí podemos elegir en qué pensamos y cómo reaccionamos a ellos. Al cultivar una mentalidad más positiva y enfocarnos en emociones positivas, podemos mejorar nuestra salud mental y emocional, aumentará nuestra felicidad y nuestra calidad de vida.

• SONREÍR AL DESPERTAR PUEDE MEJORAR NUESTRA SALUD MENTAL Y FÍSICA

¡Desde hace muchos años decidí sonreír al despertar! Yo sé que suena un poco loco, pero créeme que tiene muchos beneficios porque le estamos enviando un mensaje a nuestro cerebro que estamos felices: ¡que ese día que amanece nos vaya genial!

Sonreír al despertar puede tener un impacto positivo en nuestra salud mental y física de varias maneras:

- Mejora el estado de ánimo: sonreír libera endorfinas, que son neurotransmisores que nos hacen sentir bien. Al despertar, podemos comenzar el día con una actitud más positiva y optimista, lo que puede mejorar nuestro estado de ánimo en general.

- Mejora la productividad: es más probable que seamos más productivos y eficientes en nuestras tareas diarias. También puede aumentar la motivación y la creatividad.

- Reduce el estrés: liberamos hormonas como el cortisol y la adrenalina, lo que puede reducir la ansiedad y el estrés que podemos sentir al empezar el día.

- Fortalece el sistema inmunológico: reduce la presión arterial y mejora la circulación sanguínea, lo que optimiza la función del sistema inmunológico y ayuda a combatir enfermedades.

- Mejora las relaciones interpersonales: sonreír es una señal no verbal de amistad y bienestar, y al hacerlo podemos mejorar nuestras relaciones interpersonales y conectarnos mejor con los demás.

- Reduce el dolor: también tiene un efecto analgésico, lo que significa que puede reducir la sensación de dolor. Esto se debe a que las endorfinas que se liberan al sonreír aportan propiedades analgésicas naturales.

- Aumenta la confianza: nos hace sentir más seguros de nosotros mismos y de nuestras habilidades, lo que puede tener un impacto positivo en nuestra vida personal y profesional.

Sonreír al despertar puede ser una práctica sencilla pero poderosa para mejorar nuestra salud mental y física.

• EL PAPEL DE LA AUTOESTIMA EN NUESTROS PENSAMIENTOS Y EN NUESTRA VIDA

La autoestima juega un papel muy importante en nuestros pensamientos y en nuestra vida en general. Cómo nos vemos y nos valoramos a nosotros mismos, influye en nuestra capacidad para enfrentar y manejar situaciones de la vida cotidiana.

Cuando tenemos una autoestima saludable, tendemos a mejorar la visión de nosotros mismos y nuestras habilidades, lo que nos da confianza y nos ayuda a tener una actitud positiva hacia la vida en general.

Si nuestra autoestima es baja, podemos sentirnos inseguros, desvalorizados y desanimados, lo que puede afectar negativamente nuestras emociones, relaciones, y desempeño en nuestras actividades diarias.

La autoestima también puede influir en nuestra forma de pensar. Cuando nos sentimos seguros y valorados, tendemos a ser más optimistas en nuestras ideas y perspectivas, lo que nos permite enfrentar los desafíos con más confianza y resiliencia. En cambio, si es baja, pensamientos negativos pesan sobre nosotros mismos y nuestras habilidades, lo que puede llevarnos a dudar de nuestras capacidades, e incluso a tener miedo al fracaso.

Es un factor clave en nuestras emociones y comportamientos, y tener una autoestima saludable es fundamental para tener una vida plena y satisfactoria. Es primordial trabajarla a través del cuidado personal, el aprendizaje de habilidades y técnicas para mejorar nuestra confianza y la valoración de nuestras fortalezas y habilidades.

• CÓMO LOGRAR TENER BUENA AUTOESTIMA

Aprende a tratarte a ti mismo con amabilidad y compasión: en lugar de criticarte, habla de la misma manera que si lo hicieras con un amigo.

Practica la autocompasión y aprende a aceptar tus defectos y errores.

Identifica tus fortalezas. Haz una lista de tus cualidades y habilidades que te hacen único y especial. Enfócate en estas y trabájalas para mejorar nuestra salud mental y emocional.

- Conócete a ti mismo: identificar tus fortalezas es una excelente manera de mejorar tu autoestima. Te recomiendo que hagas una lista de tus cualidades y habilidades que te hacen único y especial, y recuerda que estas son las cosas que te hacen valioso e importante.

- Acepta tus limitaciones y trabaja en ellas, es muy importante que celebres tus logros.

- Rodéate de personas positivas: las personas con actitudes constructivas pueden ayudarte a sentirte mejor. Rodéate de amigos y familiares que te apoyen y te quieran.

- No te compares con los demás: cada persona es única y tiene sus propias fortalezas y debilidades; concéntrate en tus propios logros y metas.

- Practica la autocompasión: trátate a ti mismo con amabilidad y comprensión cuando te enfrentes a dificultades o fracasos. No te culpes por tus errores, en su lugar, aprende de ellos y sigue adelante.

- Cuida de tu cuerpo: una buena alimentación, hacer ejercicio regularmente y dormir bien pueden tener un impacto positivo en tu autoestima. Cuida de tu cuerpo y te sentirás mejor contigo mismo.

- Busca ayuda profesional si la necesitas: si estás luchando con problemas de autoestima, no dudes en buscar ayuda profesional. Un terapeuta o psicólogo puede ayudarte a trabajar y a desarrollar una perspectiva más positiva sobre ti mismo.

- Es importante que establezcas metas realistas y alcanzables para ti mismo. Si te fijas metas demasiado altas o inalcanzables, es posible que te sientas desanimado y que tu autoestima disminuya; al establecer metas realistas y alcanzables que te ayudarán a sentirte motivado y a lograr el éxito.

Recuerda que la autoestima es un proceso continuo y que requiere esfuerzo y práctica. Con el tiempo, puedes aprender a valorarte a ti mismo y a desarrollar una perspectiva más positiva. Si te sientes abrumado o necesitas ayuda, busca el apoyo de amigos, familiares o profesionales capacitados para ayudarte.

• CÓMO CAMBIAR NUESTROS PATRONES DE PENSAMIENTO NEGATIVOS A POSITIVOS

Los pensamientos negativos son aquellos que nos hacen sentir mal y pueden venir en diferentes formas, como preocupaciones, miedos, críticas hacia nosotros mismos y hacia los demás. Todos lo experimentamos en algún momento, pero la verdad es que algunos estudios sugieren que los seres humanos tenemos la tendencia a tener más pensamientos negativos que positivos en el transcurso del día.

La razón detrás de esto se debe en parte a nuestra evolución como humanos. Desde tiempos prehistóricos, hemos desarrollado una especie de «sistema de alarma» en nuestro cerebro para mantenernos alerta ante posibles peligros en nuestro entorno. En otras palabras, nuestro cerebro está programado para prestar más atención a las cosas negativas para protegernos a nosotros mismos y a nuestra comunidad.

Sin embargo, en la vida moderna, este enfoque en lo negativo puede no ser tan útil como lo fue en el pasado. Muchas veces, nuestros pensamientos negativos son irracionales o exagerados y no se basan en la realidad. Además, pueden afectar nuestra calidad de vida y nuestro bienestar emocional, lo que nos hace sentir tristes, ansiosos y estresados.

Entonces, ¿cómo podemos cambiar nuestros pensamientos negativos a positivos? Bueno, no es fácil, pero se puede lograr. Aquí hay algunos consejos:

1. Identifica tus pensamientos negativos: es importantc que tomes conciencia de lo que te estás diciendo a ti mismo en momentos de estrés o dificultad.

2. Cuestiona tus pensamientos negativos: pregúntate si realmente son ciertos o si están

exagerados. Intenta encontrar evidencia que respalde o refute tus pensamientos.

3. Encuentra un enfoque positivo: en lugar de centrarte en lo negativo, intenta encontrar algo positivo en la situación. Esto puede ser difícil al principio, pero con la práctica, puede volverse más natural.

4. Prueba la gratitud: pensar en cosas por las que estás agradecido puede ayudarte a sentirte más positivo y feliz.

5. Habla con alguien: compartir tus pensamientos y sentimientos con alguien de confianza puede ayudarte a sentirte mejor y a obtener una perspectiva diferente sobre la situación.

Recuerda que cambiar nuestros pensamientos negativos a positivos no sucede de la noche a la mañana. Es un proceso que requiere tiempo, práctica y paciencia. Pero con el tiempo, puedes entrenar a tu cerebro para que se enfoque en lo positivo y, en consecuencia, mejorar tu bienestar emocional. Recuerda al cambiar tus pensamientos, cambian tus emociones.

• LA IMPORTANCIA DE LA MEDITACIÓN Y LA PRÁCTICA DE LA ATENCIÓN PLENA PARA CAMBIAR NUESTROS PENSAMIENTOS

La meditación y la práctica de la atención plena

pueden tener un impacto significativo en la forma en que pensamos y percibimos el mundo, podemos entrenar nuestra mente para ser más conscientes de nuestros pensamientos y emociones, y para aceptarlos sin juzgarlos. Así, cambiaremos patrones de pensamiento negativos y adoptaremos una perspectiva más positiva.

La meditación también puede ayudarnos a desarrollar la capacidad de estar presentes en el momento y a enfocarnos en lo que es importante. Reduciremos la ansiedad y el estrés, y mejoraremos nuestra capacidad para tomar decisiones informadas.

La atención plena, por su parte, se centra en el momento presente y en la experiencia de los sentidos. Al practicarla, podemos desarrollar la capacidad de prestar atención a lo que está sucediendo en el momento presente, sin juzgarlo ni tratar de cambiarlo. Seremos más conscientes de nuestros patrones de pensamiento y los cambiaremos si es necesario.

Si trabajamos con la meditación y la atención plena, ambas pueden ayudarnos a cambiar nuestros pensamientos de manera positiva. Al desarrollar una mayor conciencia de nuestros pensamientos y emociones, y al aprender a aceptarlos sin juzgarlos, reducimos el estrés y la ansiedad, mejorar nuestra capacidad para tomar decisiones informadas y adoptar una perspectiva más positiva de la vida.

• CÓMO MANTENER EL CEREBRO ACTIVO A LOS 50 AÑOS: CLAVES PARA PREVENIR LA DEMENCIA

A menudo, prestamos más atención a nuestra apariencia física porque es algo que se puede ver y sentir inmediatamente. Es fácil notar si alguien está en buena forma o si su apariencia ha mejorado debido a una dieta o ejercicio. Sin embargo, el cerebro es algo que no se puede ver o sentir directamente, por lo que muchas personas no se preocupan tanto por mantenerlo en buenas condiciones y es un órgano muy importante que controla todo lo que hacemos, desde movernos y hablar hasta pensar y sentir emociones. Como cualquier otro, también puede enfermarse, y la demencia es una de las más comunes que pueden afectarlo a medida que envejecemos.

El cerebro necesita ejercicio y desafíos para mantenerse saludable y en forma. Actividades como leer, aprender cosas nuevas, hacer rompecabezas, ejercitar la memoria y socializar con amigos y familiares son excelentes formas de mantener el cerebro activo y prevenir problemas como la demencia en el futuro.

La actividad cerebral es importante en todas las etapas de la vida, pero a medida que envejecemos, es aún más crucial mantener nuestra mente activa. Cuando dejamos de desafiar a nuestro cerebro, se vuelve más difícil para él funcionar de manera efectiva y mantenerse saludable.

Es importante incorporar actividades que reten nuestra mente y fomenten la actividad cerebral, como:

- Ejercicio físico regular: mantiene un cuerpo saludable y también tiene beneficios cognitivos. Aumenta el flujo sanguíneo al cerebro, lo que puede mejorar la función cognitiva y reducir el riesgo de demencia.

- Juegos de lógica y rompecabezas: son una excelente manera de desafiar el cerebro y mantenerlo activo. Los juegos como el ajedrez, las palabras cruzadas y el Sudoku pueden ayudar a mejorar la memoria, la atención y la concentración.

- Aprender algo nuevo: una habilidad nueva o un idioma puede ser una excelente manera de mantener el cerebro activo. La adquisición de nuevas habilidades y conocimientos puede ayudar a mantener el cerebro en forma y reforzar las conexiones neuronales.

- Socializar: las interacciones sociales son una excelente manera de mantener el cerebro activo. Pasar tiempo con amigos y familiares, participar en actividades de grupo y mantener una red social activa puede ayudar a reducir el riesgo de demencia y otros problemas cognitivos.

En conclusión, mantener el cerebro activo es fundamental para el bienestar y la salud mental.

● ACTUALÍZATE EN LA ERA DIGITAL: CÓMO MANTENERSE AL DÍA EN EL USO DEL INTERNET DESPUÉS DE LOS 50

La tecnología y el uso del internet han evolucionado rápidamente en las últimas décadas, lo que ha llevado a un gran cambio en la forma en que las personas se comunican, trabajan, se divierten y hacen negocios.

Es fundamental que las personas mayores de 50 años también se adapten a esta nueva realidad y se mantengan actualizadas en el uso del internet. De lo contrario, si no adquieren habilidades, correrán el riesgo de convertirse en analfabetas digitales.

En ocasiones, recurrimos a nuestros hijos en busca de ayuda, pero lamentablemente, no siempre disponen del tiempo necesario para enseñarnos. Incluso nuestros nietos, que son verdaderos expertos en tecnología, parecen aburrirse al intentar explicarnos. Sin embargo, permíteme compartir contigo una recomendación invaluable para aquellos momentos en los que necesitemos aprender algo nuevo: busca tutoriales en YouTube, encontrarás una fuente inagotable de conocimiento presentado de manera visual y paso a paso.

Me gusta llamar a esta plataforma la «Universidad de YouTube» porque, en verdad, puedes aprender de todo. Desde los conceptos más básicos hasta técnicas y trucos avanzados, hay creadores de contenido que se especializan en diferentes niveles de habilidad. Todo lo que necesitas es ingresar el tema que deseas aprender en la barra de búsqueda y ¡*voilà*!, una lista interminable de tutoriales estará a tu disposición.

No obstante, es importante tener en cuenta que la fecha de creación del video es crucial para asegurarnos de que la información esté actualizada. La tecnología evoluciona rápidamente y lo que era relevante hace unos años podría haber cambiado. Así que asegúrate de obtener la información más reciente y precisa.

Recuerdo una vez que me enfrenté a un editor de video que me abrumaba solo con mirarlo. Pero pude superar ese obstáculo, siguiendo las instrucciones visuales, aprendiendo, paso a paso, a cómo utilizar el editor y lograr resultados sorprendentes. Fue como tener a un experto guiándome en la comodidad de mi hogar.

Así que, la próxima vez que te sientas perdido o necesites aprender algo nuevo, no dudes en recurrir a *YouTube*. Con un poco de investigación y exploración, encontrarás tutoriales que te ayudarán a adquirir las habilidades que deseas. Recuerda, en esta era digital, el conocimiento está al alcance de tus dedos, solo necesitas aprovechar las maravillosas herramientas que tenemos a nuestro alcance.

Aquí hay algunos consejos para hacerlo:

1. Dedica tiempo a aprender: sobre las nuevas tecnologías y cómo funcionan. Puedes hacerlo a través de cursos en línea,

tutoriales en *YouTube* o asistiendo a clases en persona.

2. Aprovecha la experiencia previa: muchas de las habilidades que has adquirido en tu vida diaria pueden ser aplicadas en la era digital, como la organización, la comunicación y la resolución de problemas. Utiliza estas habilidades para aprender y adaptarte a las nuevas tecnologías.

3. Empieza poco a poco: no te sientas abrumado por la cantidad de información disponible. Empieza con lo básico y luego avanza a medida que te sientas más cómodo y seguro.

4. Busca apoyo: si tienes amigos o familiares que son expertos en tecnología, pídeles ayuda y orientación. También puedes buscar grupos de personas mayores en línea que compartan tus intereses y puedan brindarte apoyo.

5. Mantente actualizado: a medida que la tecnología evoluciona constantemente, es primordial que te mantengas actualizado en las nuevas tendencias y herramientas. Puedes hacerlo leyendo noticias en línea, siguiendo blogs especializados o asistiendo a conferencias y charlas sobre tecnología.

Mantenerse actualizado en el uso del internet después de los 50 años requiere dedicación, paciencia y perseverancia. Al seguir estos consejos y estar abierto a aprender, puedes disfrutar de los beneficios de la era digital y mantenerte conectado con amigos, familiares y el mundo en general.

«La edad no es la edad que tienes, es al final de cuentas, la edad que sientes»

Gabriel García Márquez

CAPÍTULO 5

CÓMO APLICAR LAS METAS Y HÁBITOS SALUDABLES EN LA VIDA COTIDIANA

«Una vida satisfecha es mejor que una vida exitosa; porque nuestro éxito es medido por otros, pero nuestra satisfacción es medida por nuestra alma, mente y corazón»

~Anónimo~

• CÓMO ESTABLECER METAS Y HÁBITOS SALUDABLES:

Establecer metas y hábitos saludables a los 50 años puede ser un gran desafío, pero es fundamental para mejorar la calidad de vida y el bienestar general. Aquí te presento algunos consejos para establecer metas y hábitos saludables a los 50 años:

1. Identifica tus objetivos: antes de establecer cualquier meta, es importante saber qué quieres lograr. Márcate objetivos concretos y busca los caminos que te ayuden a lograrlos.

2. Haz un plan de acción: una vez que hayas identificado tus objetivos, haz un plan de acción para alcanzarlos. Dividirlos en pasos más pequeños y establecer fechas límite para cada paso. En Canva puedes diseñar tu itinerario y plan de acción, tiene la versión gratuita o un pago anual; pero con la gratuita puedes hacer diseños muy útiles

3. Establece hábitos saludables que te gustaría adoptar, como hacer ejercicio regularmente, comer una dieta equilibrada y dormir lo suficiente.

4. Empieza de a poco: no intentes cambiar todo de una sola vez. Comienza con pequeños cambios y ve construyendo sobre ellos. Esto te ayudará a establecer hábitos saludables a largo plazo.

5. Encuentra motivación: identifica tus motivaciones personales y utiliza herramientas para mantener la motivación, como un diario o una aplicación de seguimiento de hábitos.

6. Busca apoyo: no tengas miedo de pedir ayuda. Habla con amigos, familiares o un

profesional de la salud para obtener apoyo y orientación en tu camino hacia el cambio.

7. Festeja cada logro, por pequeño que sea. Esto te ayudará a mantenerte motivado y a seguir adelante.

Recuerda que con perseverancia y determinación puedes mejorar significativamente tu calidad de vida.

• CÓMO ENFRENTAR LOS DESAFÍOS Y SUPERAR LOS OBSTÁCULOS

Enfrentar obstáculos a los 50 años puede parecer desafiante, pero es posible superarlos con éxito. Aquí hay algunos consejos que pueden ayudarte:

1. Mantén una actitud positiva: esto te ayudará a encontrar soluciones creativas a los problemas. Si quieres aprender algo nuevo, te voy a compartir una estrategia «sin cobrarte» (je, je, je): en el buscador de YouTube escribe lo que quieras saber, encontrarás muchos videos tutoriales que te muestran paso a paso. Personalmente, lo llamo «la Universidad de YouTube». Por eso es considerado el segundo buscador más importante del mundo, después de Google.

Así que si eres una persona que aprende más rápido visualmente, te parecerá interesante la cantidad de información y de diversidad de temas. Incluso una amiga aprendió a maquillarse viendo videos en *YouTube*, hoy día se dedica a maquillar novias y a dar clases *online*. Así que solo necesitas ganas de aprender lo que tanto te apasiona; y ¿por qué no? Además de tu pasatiempo, podrías llegar a convertirlo en una fuente de ingresos.

2. Sé realista: acepta que a los 50 años es posible que no tengas la misma energía y resistencia física que cuando eras más joven. Es importante que no te sobrecargues demasiado para evitar el agotamiento físico y emocional.

3. Busca apoyo: no tengas miedo de pedir ayuda a conocidos en momentos difíciles. Recuerda que existen grupos de terapia si sientes que necesitas más soporte.

4. Busca oportunidades de crecimiento: aprovecha la experiencia y la sabiduría que has alcanzado a lo largo de los años para superar los desafíos, a través de oportunidades y el estudio para aprender y crecer en áreas que quieras dominar mejor.

5. Cuida tu salud: asegúrate de tener una buena alimentación, hacer ejercicio regularmente y

cuidar tu salud emocional. Esto te ayudará a tener la energía y la resistencia necesarias para superar los obstáculos.

6. Enfrentar obstáculos es parte de la vida y no significa que has fracasado. En lugar de ver los obstáculos como una barrera, trata de verlos como una oportunidad para aprender y crecer.

• CÓMO MEDIR EL PROGRESO Y CELEBRAR LOS ÉXITOS

A los 50 años, medir el progreso y celebrar los éxitos es importante para mantener la motivación y la confianza en uno mismo. Aquí hay algunas formas de medir el progreso y celebrar los éxitos:

- Haz una lista de metas: a corto y largo plazo y evalúa tu progreso regularmente. Anota tus logros y celebra tus éxitos.

- Mide el progreso hacia tus objetivos: pueden ser indicadores cuantitativos, como aumentar el número de ventas o el número de clientes, o cualitativos, como mejorar la calidad del servicio al cliente. Evalúa regularmente tu progreso hacia estos indicadores.

- Celebra los logros: con tus amigos y familiares. Puedes organizar una cena o una fiesta pequeña. También puedes darte un pequeño premio, como un masaje o un fin de semana de descanso, para reconocer tu trabajo duro.

- Aprende de tus errores: son oportunidades para mejorar. En lugar de castigarte por ellos, reflexiona sobre lo que puedes hacer mejor y cómo puedes evitar errores similares en el futuro.

- Mantén una actitud positiva: a los 50 años, es importante reconocer que el progreso puede ser más lento, pero con una actitud positiva y perseverancia, puedes lograr tus objetivos y celebrar tus éxitos.

• CÓMO ENCONTRAR LA FELICIDAD Y LA SATISFACCIÓN EN LA VIDA A LOS 50 AÑOS

Encontrar la felicidad y la satisfacción en la vida a los 50 años puede parecer un desafío, pero es posible. Aquí hay algunas formas de hacerlo:

1. Haz lo que te apasiona: encuentra actividades que disfrutes hacer. Puede ser un *hobby*, un deporte, un trabajo voluntario o cualquier otra cosa que te haga sentir feliz y realizado.

2. Mantén relaciones positivas: rodéate de personas que te apoyen y te hagan sentir feliz. Cultiva relaciones significativas y profundas, y busca oportunidades para conectarte con otros.

3. Cuida tu salud: asegúrate de cuidar tu salud física y emocional. Haz ejercicio regularmente, come alimentos saludables y busca ayuda profesional si tienes problemas emocionales o de salud mental.

4. Practica la gratitud: enfócate en las cosas buenas de la vida. Agradece lo que tienes y valora lo que has logrado.

5. Define tus valores y metas: identifica tus metas y trabaja en las que sean significativas para ti y que te hagan sentir realizado.

6. Vive el presente: disfruta del momento. Concéntrate en lo que estás haciendo y aprecia las pequeñas cosas de la vida.

No olvides que la felicidad y la satisfacción en la vida son subjetivas y dependen de cada persona. Encuentra lo que funciona para ti y haz más de eso.

• LA IMPORTANCIA DE LA COMUNICACIÓN ASERTIVA AL LIDIAR CON PERSONAS TÓXICAS.

Comunicarse con personas tóxicas puede ser difícil y estresante. A menudo, estas personas tienen comportamientos y actitudes que pueden ser manipuladores, críticos y negativos, lo que puede afectar significativamente tu bienestar emocional.

Por esta razón, es esencial utilizar la comunicación asertiva al interactuar con personas tóxicas, que comuniques tus necesidades, expectativas y sentimientos de una manera clara y directa, sin agresividad ni pasividad. Al practicar la comunicación asertiva, puedes establecer límites claros a este tipo de personas tóxicas y hacerte respetar en tus interacciones con ellos.

Les puedes decir:

- «No me gusta cuando hablas conmigo de esa manera. Me gustaría que hables conmigo con respeto».

- «Entiendo que tienes una opinión diferente, pero no me gusta cómo me criticas constantemente. Por favor, respeta mi punto de vista».

- «No me siento cómodo/a hablando de este tema en este momento. Preferiría hablar de otra cosa».

- «No puedo aceptar que me trates así. Si no puedes hablarme con respeto, prefiero no hablar contigo».

Recuerda que la comunicación asertiva no significa ser agresivo o dominante, sino simplemente expresar tus necesidades y sentimientos de una manera respetuosa y clara, estableciendo límites precisos con personas tóxicas y evitar que te afecten emocionalmente.

• CÓMO ESTABLECER LÍMITES SALUDABLES CON PERSONAS TÓXICAS

Establecer límites saludables con personas tóxicas es un tema importante, ya que puede ayudar a mejorar la calidad de vida de las personas que se ven afectadas por estas relaciones. Las personas tóxicas afectan negativamente a quienes las rodean, ya sea emocional, física o mentalmente.

Para establecer límites saludables es necesario comprender que cada persona tiene derecho a marcar sus propios límites y a mantenerlos. Establecer límites no significa ser egoísta, sino que es una forma de protegerse a uno mismo y de cuidar de su propia salud mental y emocional.

Es importante ser claro y consistente en la comunicación con la persona tóxica. Se deben expresar las expectativas y límites, de manera respetuosa, pero firme, establecer consecuencias previsibles por si la persona tóxica viola los límites establecidos.

Además, es fundamental aprender a reconocer y respetar las propias necesidades. A menudo, las personas tóxicas pueden manipular y tratar de hacer sentir culpable a quien intenta establecer límites, por lo que es importante ser consciente de estos patrones y no ceder ante ellos.

Recuerda que esto puede ser un proceso difícil y que requiere de tiempo y práctica. Sin embargo, es una habilidad valiosa que puede mejorar significativamente la calidad de vida y la salud mental y emocional de quienes aprenden a hacerlo.

Te comparto pasos importantes para tu bienestar emocional:

- Reconoce tus límites: antes de establecer límites con alguien, es importante saber cuáles son los tuyos propios. Piensa en cuáles son tus necesidades emocionales y qué comportamientos te hacen sentir incómodo o afectado.

- Sé claro y específico: cuando establezcas límites con alguien, sé específico sobre lo que estás dispuesto a tolerar y lo que no. Por ejemplo, si alguien te está insultando o hablando mal de ti, puedes decirle: «No voy a tolerar que me hables de esa manera. Si continúas haciéndolo, tendré que dejar de hablar contigo».

- Mantén una comunicación abierta: es importante mantener una comunicación honesta con la persona tóxica. Explica cómo te hacen sentir sus acciones o palabras, y por qué necesitas establecer límites.

- Mantén tus límites: una vez que los hayas establecido, mantenlos. No cedas ante la presión o la manipulación de la persona tóxica. Sé firme para demostrar que los respetas y los consideras importantes.

- Busca apoyo: hablar con alguien de tu confianza y que sea 100 % parcial, que te escuche y cuide de tu bienestar emocional.

Es importante que tomes en cuenta si tienes que lidiar con este tipo de persona:

- Si alguien te quiere herir, observa el dolor que oculta.

- Si alguien te quiere traicionar, observa la soledad que carga.

- Si alguien se burla de ti, observa los traumas que encierra.

- Si alguien te quiere mentir, observa el vacío que guarda.

- Si alguien te menosprecia, observa que grande es su miseria.

- Si alguien te envidia, observa su frustración interna.

¡Ánimo! Recuerda que establecer límites saludables con personas tóxicas es un proceso que requiere tiempo y esfuerzo. Pero al hacerlo, estarás tomando medidas para proteger tu bienestar emocional y mejorar tus relaciones con las personas que te rodean.

«Muchas personas no cumplen los ochenta porque intentan durante demasiado tiempo quedarse en los cuarenta»

Salvador Dalí

CAPÍTULO 6

CÓMO ACTIVAR LAS 4 HORMONAS DE LA FELICIDAD

«Adoro la edad que tengo: suficientemente adulta para saber lo que es mejor, suficientemente joven para que nada me importe, suficientemente experimentada para hacerlo bien, suficientemente inteligente para saber lo que sí merezco y suficientemente independiente para ir a por ello»

~Anónimo~

¿Sabías que podemos enviarle «mensajes» a nuestro cerebro para sentir felicidad? Te lo explico mejor: la activación de las «4 hormonas de la felicidad» es una simplificación popular que se refiere a cuatro neurotransmisores que se cree que están involucrados en la experiencia del bienestar emocional. Estas cuatro hormonas son:

1. OXITOCINA: Es una hormona y un neurotransmisor que se relaciona con los sentimientos de amor, afecto y conexión social. Se libera en el cerebro cuando se establece un vínculo emocional fuerte con alguien, como en una relación de pareja, entre padres e hijos o entre amigos cercanos.

- El apoyo emocional y la escucha activa: cuando sentimos apoyo, palabras de ánimo, aumentamos nuestra producción de oxitocina. Es interesante saber que aumentan los niveles de oxitocina en quien recibe ese apoyo y también en quien lo da. Quienes están conectados con sus familiares y amigos son físicamente más sanos, más longevos y más felices. La felicidad, la generosidad, la confianza, la empatía también se relacionan con los niveles de oxitocina.

- La práctica de la meditación es una potente y valiosa herramienta que aumenta los niveles de oxitocina en sangre, disminuyendo el estrés, generando calma y bienestar. Si no estás familiarizada como hacer la meditación, no te preocupes, en YouTube consigues muchos videos en español muy buenos que te guían como hacer la meditación; lo mejor que es totalmente gratis. La meditación es una técnica mental y física que te permite controlar tu atención y tus pensamientos; por lo que aumenta la oxitocina. Por tanto, el primer efecto beneficioso de la meditación es que proporciona mayor control; lo que te ayuda a conseguir objetivos y a reaccionar adecuadamente a cada situación.

- El ejercicio físico: moderado y suave, como una sencilla caminata, genera oxitocina. Bailar también es un potente generador de oxitocina natural que disminuye sensaciones de dolor físico y aumenta sensaciones de placer. Personalmente, este es uno de mis favoritos, a los pocos minutos de empezar a bailar, ya me siento contenta, ¡nunca falla!

- Escuchar música disminuye las hormonas del estrés, aumenta la liberación de oxitocina en nuestro cuerpo.

- La generosidad: ofrecer y dar ayuda a los demás, es un potente generador de oxitocina. Existe evidencia científica que a mayores niveles de oxitocina se relacionan con mayores niveles de felicidad y bienestar.

2. SEROTONINA: Es un neurotransmisor que se relaciona con el estado de ánimo y la felicidad. Se produce en el cerebro cuando se siente bienestar, seguridad y confianza en uno mismo. También se ha relacionado con la regulación del sueño, la alimentación y el deseo sexual.

Esta hormona es la estabilizadora del ánimo y para segregar más de esa puedes hacer ejercicio, comer saludable o estar en contacto con la naturaleza.

¿Cómo aumentar la serotonina de manera natural? Existen una serie de hábitos que te pueden ayudar a aumentar los niveles de serotonina en tu organismo.

- Luz solar y vitamina D: rodearse de un entorno más natural, así como tomar más el sol, puede tener un impacto positivo en nuestro estado mental. De hecho, la falta de la vitamina D está relacionada con la depresión. Salir al aire libre y exponerse regularmente al sol puede ayudar a reducir los síntomas de un trastorno depresivo y aumentar la serotonina. No veamos el sol como un monstruo que nos va a comer; nada que un sombrero, lentes y protector solar no puedan hacer. ¡Son perfectos para disfrutar del sol a la vez que nos protegen!

SÉ FELIZ A TUS 50

- Dar abrazos: el contacto físico, como pueden ser los abrazos y las caricias, nos pueden ayudar a construir mejores vínculos con los demás e influir en la producción de más serotonina natural.

- Gratitud: reflexionar sobre todo lo que nos rodea, así como nuestras fortalezas y virtudes, puede generar un impacto más positivo en nuestras vidas. De hecho, cuanto más practiques la gratitud, más fácil te será identificar o disfrutar de los aspectos positivos en tu vida. Uno de los métodos que puedes usar para integrar la gratitud en tu vida es identificar dos o tres cosas cada día por las que crees que deberías estar agradecido/a.

- Duerme lo suficiente: existen evidencias que muestran que la serotonina puede influir en nuestros patrones de sueño, así como en su calidad. La serotonina, además, contribuye en la producción de melatonina, la 'hormona del sueño' que nos ayuda a conciliar un mejor sueño y a experimentar somnolencia. Por lo tanto, si conseguimos dormir lo suficiente, también podemos estimular la producción natural de serotonina en nuestro organismo. Ya hice referencia a la importancia del sueño y lo que debemos evitar para dormir bien (En el

Capítulo 2: Lo que podemos controlar —en el 3er subtítulo— *Cómo dormir lo suficiente y mejorar la calidad del sueño*).

3. ENDORFINAS: Son un grupo de neurotransmisores que se relacionan con la sensación de bienestar y alivio del dolor. Se liberan en el cerebro durante el ejercicio físico intenso, el orgasmo y otras situaciones en las que se requiere un alto nivel de energía y resistencia.

Es importante destacar que la felicidad y el bienestar emocional son el resultado de una combinación de factores físicos, emocionales y sociales, y que estas cuatro hormonas no son las únicas responsables de nuestra experiencia subjetiva de la felicidad. Sin embargo, personalmente pienso que cumplen un factor importante en nuestro estado de ánimo.

Las endorfinas son los neurotransmisores que se encargan de estimular circuitos cerebrales que están relacionados con el placer. El hecho de que lo produzcan, hace que se conozcan también como opiáceos endógenos. Opiáceos porque tienen efectos similares al opio o la morfina y endógenos porque se fabrican dentro del propio cuerpo. Como decíamos, tiene un efecto analgésico, disminuye la ansiedad y aumenta la sensación de bienestar.

- Ríete. La risa libera endorfinas.

- Socializa. Está demostrado que las relaciones sociales previenen los estados depresivos y ayudan a mantener las funciones cognitivas.

- Practica ejercicio. Todo vale: bailar, pasear por el campo, o cualquier juego que implique movimiento y actividad física, son saludables.

- Realiza actividades que te guste hacer todos los días, como escuchar música, leer, jugar, hacer manualidades.

Así que, amiga, amigo, ¡manos a la obra! Empieza a trabajar con las hormonas de la felicidad, es muy fácil y natural. ¡Ojalá estos *tips* te ayuden a *hackear* tu cerebro y a generar más de lo que sea que quieras generar!

Entiendo que no todos los días estamos: «¡je, je, je!», «¡ja, ja, ja!». Porque somos humanos y se presentan situaciones complicadas. Lo importante es tener un equilibrio en todo. Y si alguna vez te sientes sin ánimo, ya sabes cómo «*hackear* tu cerebro» para activar esas hormonas del placer y la felicidad.

4. DOPAMINA: Es un neurotransmisor que se relaciona con la sensación de placer y recompensa. Se libera en el cerebro cuando se experimenta algo satisfactorio, como comer algo delicioso, recibir un cumplido o lograr una meta importante. También pue-

de desencadenarse por ciertas actividades, como el ejercicio físico, la meditación y la creatividad.

Es la hormona de la RECOMPENSA, para segregarla necesitas celebrar avances, completar un reto o intentar algo nuevo. Es la responsable de incentivar la motivación. Ese impulso de levantarte por las mañanas con ganas de comerse al mundo; se da gracias a la función de los efectos de la dopamina en el cerebro y está más relacionado con la motivación que a la atención.

- Alimentación sana: la falta de serotonina en nuestro organismo puede ser la combinación de dos factores. El primero es que nuestro cuerpo no produce la suficiente serotonina, lo que podría estar relacionado con deficiencias tanto en nuestras vitaminas como en nuestros nutrientes, o, por otro lado, que nuestro cuerpo puede producirla, pero no usarla de manera efectiva. Existe una relación entre el estado de ánimo y la comida, tanto es así que esta afecta cómo nos sentimos.

- Existen alimentos que aumentan la serotonina de manera natural como pueden ser los huevos, el salmón, la avena, el queso, el pavo, las nueces y las semillas, los plátanos, entre otros.

- Existen suplementos muy buenos que nos ayudan a cubrir de manera efectiva nuestra brecha alimentaria. Investiga, Infórmate bien para darle a tu cuerpo los mejores suplementos y elige los que mejor te funcionen.

- Haz ejercicio con regularidad: tiene efectos muy positivos para nosotros. De hecho, nos ayuda a mejorar nuestro estado de ánimo. Además, también puede ser muy eficaz para limitar nuestra sensación de estrés.

- Recibe un masaje relajante: una de las maneras más desconocidas de aumentar la serotonina natural de nuestro cuerpo es precisamente recibiendo un masaje, porque contribuye a aumentar tanto la dopamina, como la oxitocina y la serotonina.

Contribuir a una mayor producción de estas sustancias en nuestro organismo hace que te sientas relajado/a después. Por lo tanto, la felicidad posterior a un masaje es un hecho completamente real.

• ¿QUIERES LUCIR MÁS JOVEN? DESCUBRE CÓMO LA MELATONINA PUEDE AYUDARTE

La melatonina tiene propiedades antioxidantes que pueden ayudar a proteger la piel del daño causado por los radicales libres y otros agentes externos, como la exposición al sol, la contaminación y el estrés. Estos daños pueden contribuir al envejecimiento prematuro y a la aparición de arrugas, manchas y otros problemas de la piel.

La melatonina también puede estimular la producción de colágeno, una proteína esencial que ayuda a mantener la elasticidad y la firmeza de la piel, porque a medida que envejecemos, la producción de colágeno disminuye, lo que puede contribuir a la flacidez y las arrugas.

En general, ayuda a mejorar la salud y la apariencia de la piel, dando lugar a un aspecto más radiante y juvenil. Sin embargo, es importante recordar que no es un tratamiento milagroso y que otros factores, como la dieta, el ejercicio y el cuidado adecuado de la piel, también pueden influir en la apariencia de la piel.

Cinco formas fáciles de aumentar la producción de melatonina de manera natural son:

1. Dormir en un ambiente oscuro: la producción de melatonina se estimula cuando estamos en la oscuridad, por lo que es importante dormir en un lugar oscuro y tranquilo. Si tienes dificultades para dormir en la oscuridad, puedes utilizar una máscara para dormir o cortinas opacas.

2. Exposición al sol: la exposición al sol durante el día puede ayudar a regular los ritmos circadianos y aumentar la producción de melatonina durante la noche. Es importante tomar precauciones para proteger la piel de los rayos del sol.

3. Alimentos ricos en triptófano: el triptófano es un aminoácido que se utiliza en la

síntesis de la melatonina. Los alimentos ricos en triptófano los encuentras en el pavo, el pollo, la leche, los frijoles, las nueces y los huevos.

4. Evitar la luz de dispositivos electrónicos antes de dormir: la luz azul emitida por dispositivos electrónicos como teléfonos celulares, tabletas y computadoras puede suprimir la producción de melatonina y alterar los ritmos circadianos. Es importante evitar estos dispositivos al menos una hora antes de dormir.

5. Ejercicio regular: mejora la calidad del sueño y aumenta la producción de melatonina. Sin embargo, es importante no hacer ejercicio demasiado cerca de la hora de dormir, ya que puede tener el efecto contrario y dificultar conciliar el sueño.

• EL CORTISOL: ¿EL ENEMIGO OCULTO DEL ENVEJECIMIENTO PREMATURO?

El cortisol es una hormona producida por las glándulas suprarrenales en respuesta al estrés, y su función es ayudar al cuerpo a manejar situaciones que producen ansiedad. Sin embargo, cuando se produce en exceso, el cortisol puede tener efectos negativos en el cuerpo, incluyendo el envejecimiento prematuro.

Cuando el cuerpo está expuesto a un estrés prolongado, como el crónico causado por el trabajo, las relaciones o problemas de salud, se produce cortisol en niveles elevados durante períodos prolongados de tiempo; en este caso, el cortisol puede causar daño a las células y tejidos en el cuerpo, incluyendo la piel, los músculos y los huesos.

Así, puede reducir la producción de colágeno y elastina, dos proteínas esenciales para mantener la elasticidad y la firmeza de la piel; una de las consecuencias de altos niveles de estrés, es que con el tiempo puede hacer que nuestra piel se vuelva más fina y arrugada.

Además, afecta a la salud de los músculos y los huesos al reducir la densidad ósea y muscular. Esto puede resultar en un mayor riesgo de osteoporosis y fracturas óseas.

En resumen, aunque el cortisol es una hormona importante para manejar el estrés, el exceso de cortisol puede tener efectos negativos en el cuerpo, incluyendo el envejecimiento prematuro. Es crucial manejar el estrés de manera efectiva para reducir la producción de cortisol y proteger la salud y la juventud del cuerpo.

• 10 FORMAS NATURALES Y SENCILLAS DE REDUCIR EL ESTRÉS DE MANERA EFECTIVA

El estrés es una respuesta normal del cuerpo ante situaciones desafiantes, pero cuando los niveles son altos y persistentes, pueden tener un impacto negativo en la salud física y mental. Afortunadamente, existen muchas formas naturales y sencillas de reducir ese impacto y nivelar los niveles de cortisol, que es la hormona del estrés.

Te comparto alguna de las técnicas rápidas y sencillas que puedes aplicar en cualquier momento que te encuentres en situación de agobio:

- Respiración profunda: tomar varias respiraciones profundas y lentas puede ayudar a reducir el estrés de manera efectiva. Inhala profundamente por la nariz y exhala lentamente por la boca, sintiendo cómo se relaja tu cuerpo con cada exhalación.

- Caminar al aire libre: puede ser muy efectivo y, mientras lo haces, disfruta del paisaje y presta atención a los sonidos y olores a tu alrededor para ayudar a relajarte.

- Escuchar música relajante: selecciona tu música favorita y disfruta de un momento de tranquilidad.

- Beber té de hierbas: como la manzanilla, la valeriana o la lavanda, tienen propiedades calmantes y relajantes.

- Tomar un baño caliente: relaja los músculos y calma la mente. Agrega aceites esenciales como la lavanda o el eucalipto para un efecto aún más relajante.

- Masaje: reduce el estrés y la tensión muscular. Si no puedes ir a un masajista profesional, prueba masajear tus propios músculos o pídele a alguien cercano que te dé uno.

- Yoga: es una práctica que combina la respiración, la meditación y el movimiento, lo que puede ser muy efectivo para reducir el estrés. En YouTube puedes encontrar videos con tutoriales para principiantes donde te muestran el paso a paso.

- La risa: es una excelente forma de reducir el estrés y mejorar el estado de ánimo. Mira una película o programa de televisión divertido, o pasa tiempo con amigos que te alegren el día.

- Estiramientos: reducen la tensión muscular y el estrés. Busca videos de estiramientos en línea o haz algunos movimientos simples por tu cuenta.

- Pintar o dibujar: este tipo de actividades creativas te pueden distraer la mente para enfocarse en algo relajante y agradable.

Recuerda que cada persona es única y lo que funciona para una persona puede no ser efectivo para otra. Si estás preocupado por tus niveles de estrés o tu salud en general, es importante que consultes con un profesional de la salud.

• LA EDAD NO ES UNA BARRERA: CÓMO AUMENTAR LA LIBIDO DESPUÉS DE LOS 50 AÑOS

Aunque la libido no es una hormona en sí misma, sino que se refiere al deseo sexual o la motivación para tener relaciones sexuales, la libido puede estar influenciada por las hormonas sexuales. ¿Cuáles son estas hormonas?

En el caso de las mujeres, el estradiol, es producido en los ovarios, es una hormona que tiene un papel importante en el mantenimiento del deseo; cuando los niveles de estradiol son bajos, por ejemplo, durante la menopausia o en algunas condiciones médicas, puede haber una disminución en el deseo sexual. Además, otras hormonas y neurotransmisores como la dopamina y la serotonina también juegan un papel importante en esa regulación, tanto en hombres como en mujeres.

En cuanto a los hombres, la hormona principal relacionada con el deseo sexual es la testosterona, producida principalmente en los testículos. Para explicártelo de manera simple y sencilla, la testosterona es una hormona esteroide que tiene muchos efectos en el cuerpo masculino, incluyendo la regulación del deseo sexual, la función eréctil y la producción de esperma.

Es importante señalar que el deseo sexual también es influenciado por factores psicológicos y emocionales, y no es determinado únicamente por los niveles hormonales.

Ciertos alimentos pueden ayudar a aumentar

la libido y mejorar la función sexual en hombres y mujeres. A continuación, te presento una lista:

- Ostras: son una fuente natural de zinc, un mineral importante para la producción de testosterona en los hombres y el mantenimiento de un sistema reproductivo saludable en las mujeres.

- Aguacate: rico en grasas saludables, vitamina E y ácido fólico, aumenta la producción de hormonas sexuales.

- Chocolate oscuro: es rico en flavonoides, mejora el flujo sanguíneo y reduce el estrés, lo que puede mejorar la función sexual.

- Fresas: son una excelente fuente de vitamina C, que puede ayudar a mejorar la circulación sanguínea y aumentar la libido.

- Nueces: con ácidos grasos omega-3, mejoran la circulación sanguínea y aumentan la producción de hormonas sexuales.

- Espárragos: rico en folato, que aumenta la producción de histamina, un compuesto que ayuda a aumentar el deseo sexual.

- Ajo: contiene alicina, un compuesto que favorece la circulación sanguínea y reduce la presión arterial, lo que puede mejorar la función sexual.

- Sandía: contiene citrulina, un aminoácido que mejora la circulación sanguínea y aumenta el deseo sexual.

- Huevo: excelente fuente de vitamina D, que es importante para la producción de hormonas sexuales en los hombres y mujeres.

- Chile: que contiene capsaicina, un compuesto que aumenta el flujo sanguíneo y la actividad sexual.

También puedes ingerir suplementos naturales que incluyen maca, ginseng y *tribulus terrestris*. Es importante hablar con tu médico antes de tomar cualquier suplemento, ya que pueden interactuar con otros medicamentos que estés tomando.

La ropa interior nos hace sentir *sexys* pues, en primer lugar, con la elección de la ropa nos sentimos más cómodos y, por tanto, más atractivos y seguros de nosotros mismos, realza nuestras características físicas, y puede ser un elemento importante en los juegos previos y en la intimidad con nuestra pareja.

El acto de quitarse la ropa interior puede ser muy sensual y puede crear un ambiente íntimo y erótico. Al usar ropa interior sexi, podemos estimular nuestra imaginación, creando anticipación y deseo antes de tener relaciones sexuales.

Al elegir materiales suaves y sedosos, como la seda o el satén, experimentamos sensaciones agradables en nuestra piel y aumenta la sensibilidad en nuestras zonas erógenas.

En todo caso, si estás preocupado por tu salud sexual o tu libido después de los 50 años, es importante que consultes con un profesional de la salud antes de probar cualquier cosa nueva.

«Saber envejecer es una obra maestra de la sabiduría, y una de las partes más difíciles del gran arte de vivir»

Henri Frédéric Amiel

CAPÍTULO 7

CÓMO CUIDAR LA PIEL PARA EVITAR EL ENVEJECIMIENTO PREMATURO

«La emoción del aprendizaje separa a la juventud de la vejez.

Mientras estés aprendiendo, no eres viejo»

–Rosalyn S. Yalow–

• LOS 3 BÁSICOS DEL *SKINCARE*

En este capítulo me inspiré en todas aquellas personas que se han comunicado conmigo para expresarme que no saben cómo comenzar con su rutina del cuidado de la piel; si bien porque nunca lo han hecho, o son deportistas, realizan actividades al aire libre y están frecuentemente en contacto con el sol; incluso porque ya empiezan a notar los signos de la edad. La buena noticia es que hoy día podemos encontrar gran variedad de productos en el mercado para satisfacer las necesidades de nuestra piel si queremos controlar manchas, líneas de expresión, textura, flacidez, gracias a los avances de la cosmética.

Pero también entiendo que puede resultar abrumador para muchas que recién comienzan a cuidar su piel y no saben por dónde empezar, porque precisamente existen tantas opciones de productos.

La piel es uno de los órganos más importantes de nuestro cuerpo y es el primero en mostrar los signos del envejecimiento. Con la edad, la producción de colágeno disminuye, la piel se vuelve menos elástica y la aparición de manchas oscuras y arrugas aumenta. Sin embargo, con el uso adecuado de productos de *skincare* antienvejecimiento, podemos retrasar y reducir estos signos.

Lo primero que debes de saber antes de ir a la tienda y comprar los productos del cuidado de tu piel es saber qué tipo de piel tienes: ¿es grasa/mixta?, ¿es seca/normal?

- ¿Cómo saber si eres de piel grasa? Las pieles grasas se caracterizan por tener poros grandes, sensación grasa a lo largo del día, generalmente en la zona T (Frente, nariz y barbilla), Si bien es cierto que este tipo de piel puede ser un poco más difícil de cuidar, también tarda más en mostrar los signos del envejecimiento.

- ¿Cómo saber si eres de piel seca?: Se siente tirante todo el tiempo, puede presentar descamación y enrojecimiento, luce apagada y sin vida y hasta carece de elasticidad, grosor y firmeza.

Cuando ya identificamos si eres de piel seca, normal o grasa, el siguiente paso es saber cuáles son las necesidades de tu piel; como te dije anteriormente, identificar las manchas, poros dilatados, líneas de expresión, piel opaca, entre otros; incluso puedes anotarlas en un papel mientras te miras en el espejo; este ejercicio es solo para ayudarte a elegir los productos que van a satisfacer las necesidades de tu piel. Entonces, comencemos: ¿estás lista para anotar?

• PRIMER PASO: LA LIMPIADORA

Cuando ya tengas anotado todas las necesidades, elige un producto que se adapte a tu tipo de piel (grasa, mixta o seca). Es muy importante tener en cuenta tu presupuesto; si bien los productos de alta gama prometen mayores resultados, lo más importante es que comiences con tu rutina diaria del cuidado; sobre todo revisa muy bien los ingredientes que contiene, «aunque sea de alta gama».

Existen diferentes tipos de limpiadores faciales en el mercado, cada uno con sus propias características y beneficios. Te describo las principales opciones:

1. Limpiadoras faciales en gel: están diseñadas para limpiar en profundidad la piel, eliminando la suciedad, el exceso de aceite y el maquillaje. Son ideales para pieles mixtas o grasas, ya que ayudan a equilibrar la producción de sebo.

2. Limpiadoras faciales en crema: son más suaves y menos secantes que las limpiadoras en gel, adecuadas para pieles normales a secas, porque ayudan a hidratar la piel y a mantener su equilibrio natural.

3. Limpiadoras faciales en espuma: son ligeras y refrescantes, ideales para pieles sensibles y propensas al acné. Ayudan a limpiar la piel sin causar irritación.

4. Limpiadoras faciales en aceite: son excelentes para eliminar el maquillaje resistente al agua y las impurezas, adecuadas para todo tipo de piel, incluso para pieles secas y maduras, ya que ayudan a hidratar y nutrir la piel.

5. Leches limpiadoras: Si tienes la piel seca y madura, la leche limpiadora es la mejor opción porque son productos de limpieza facial que se utilizan para retirar el maquillaje, la suciedad y el exceso de grasa y están diseñadas para proporcionar una limpieza suave y efectiva, sin resecar la piel.

Unas de las razones por las cuales son mis favoritas:

1. Hidratación: la mayoría de las leches limpiadoras están formuladas con ingredientes hidratantes, como aceites o emolientes, que ayudan a mantener la piel hidratada.

2. Suavidad: tienen una textura suave y cremosa, que permite una limpieza suave y delicada, especialmente en pieles sensibles o deshidratadas.

3. Nutrición: algunos productos pueden contener ingredientes nutritivos, como vitaminas y antioxidantes, que aportan nutrientes y protegen la piel.

4. Efecto calmante: pueden tener ingredientes con propiedades calmantes y antiinflamatorias, como la camomila o la avena, que ayudan a reducir la irritación y el enrojecimiento de la piel.

Las leches limpiadoras en general pueden ser usadas por todo tipo de piel; sin embargo, son más recomendadas para pieles secas, sensibles o maduras, ya que proporcionan una limpieza suave y no resecan. Para pieles grasas o con tendencia acneica, se recomiendan productos más ligeros y que contengan ingredientes específicos para combatir el exceso de grasa y reducir la aparición de granitos y espinillas.

La elección de una limpiadora facial dependerá de las necesidades de tu piel y de tus preferencias personales. Es importante encontrar la adecuada para obtener los mejores resultados y mantener una piel saludable y equilibrada.

• SEGUNDO PASO: EL TÓNICO

Los tónicos son productos de cuidado de la piel que se utilizan después de la limpieza facial y antes de aplicar cualquier otro producto, como sueros o cremas hidratantes. Su función principal es equilibrar el pH de la piel y prepararla para la absorción de los ingredientes de los productos de cuidado de la piel que se aplican a continuación.

En nuestro caso de pieles maduras, los tónicos pueden ofrecer varios beneficios. Por ejemplo, reafirman y tonifican, reducen la apariencia de líneas finas y arrugas y mejoran la textura de la piel. También la hidratan y reducen la apariencia de poros dilatados, lo que puede dar como resultado una apariencia más juvenil y saludable.

Los tónicos contienen una variedad de ingredientes activos, como ácido glicólico, ácido salicílico, ácido hialurónico, antioxidantes y extractos de plantas. Al elegir uno para la piel madura, es importante buscar ingredientes que estimulen la producción de colágeno y elastina, ya que estos son los componentes clave de una piel firme y joven. Además, los tónicos que contienen antioxidantes, la que protegen de los daños causados por los radicales libres, que pueden acelerar el proceso de envejecimiento. Personalmente, el uso del tónico es fundamental para mí, he usado diferentes marcas y precios, algunos son espectaculares en cuanto lo usas, sientes la piel hidratada y flexible.

• TERCER PASO: LA HUMECTANTE

Con respecto a las humectantes, en el mercado podrás encontrar variedad de opciones; incluso para los caballeros, que básicamente las fragancias son más masculinas, tanto el diseño del empaque como los colores pueden motivarles a cuidar su piel con productos especializados para el rostro.

Una de las funciones principales de los humectantes es que la mantienen hidratada y suave. Nos protegen del medio ambiente al crear una barrera que evita que la piel pierda humedad y se reseque debido a factores externos como la contaminación, el sol y el clima seco.

Las humectantes contienen ingredientes que atraen y retienen la humedad, como ácido hialurónico, ceramidas y glicerina, y también pueden contener aceites naturales que hidratan. Al utilizar regularmente un humectante en la piel madura, se logra mantenerla hidratada, suave y protegida de los efectos nocivos del medio ambiente. La mayoría contienen protector solar (SPF) para protegernos del sol, muchas marcas ofrecen humectantes para ser usados durante la noche.

Existen varias opciones que se pueden utilizar durante la noche para ayudar a mantener la piel hidratada y saludable mientras se duerme. Aquí te presento algunas opciones:

- Cremas hidratantes espesas: contienen ingredientes como la manteca de karité, la glicerina y el aceite de coco, que proporcionan una hidratación intensa y duradera durante la noche.

- Aceites faciales: son una opción popular para la hidratación nocturna, ya que contienen ingredientes naturales como el aceite de jojoba, el aceite de argán y el aceite de rosa mosqueta, que ayudan a nutrir y reparar la piel durante la noche.

- Bálsamos para labios: los labios también necesitan hidratación, especialmente durante la noche. Los bálsamos para labios con ingredientes como la manteca de karité, el aceite de coco y la vitamina E ayudan a mantener los labios suaves e hidratados.

- Mascarillas faciales: se utilizan como parte de la rutina nocturna de cuidado de la piel para proporcionar una hidratación intensa. Las mascarillas de tela o las mascarillas de gel son opciones populares para la hidratación nocturna.

Recuerda que es primordial elegir el humectante que sea adecuado para tu tipo de piel y que no contenga ingredientes irritantes o comedogénicos que puedan obstruir los poros y causar problemas.

En el siguiente punto te explico con más detalles la relevancia de humectarse la piel.

● CÓMO HIDRATAR LA PIEL Y PREVENIR EL ENVEJECIMIENTO PREMATURO

Decidí incluir el tema sobre la hidratación de la piel con el objetivo de destacar la importancia de lograr una sana y radiante, si bien no nos proporciona «felicidad» pero sí la sensación de bienestar emocional; cuando nuestra piel se ve bien, nos sentimos más seguros, atractivos y confiados, aumentando así nuestra autoestima.

Por eso es importante incluir la piel en nuestra rutina diaria de cuidado personal. Muchas me han comentado: «Alicia, pero si nunca he cuidado mi piel, ya tengo 60 años y luce marchita con arrugas». Siempre les respondo con total honestidad: aunque el cuidado de la piel no hará milagros en eliminar las arrugas profundas, definitivamente ayuda a mejorar la textura, flexibilidad, a nivelar el tono, que es precisamente lo que nos hace lucir más jóvenes o mayores.

Seas hombre o mujer, todos deberíamos hidratar nuestra piel para evitar el envejecimiento prematuro; a menudo en mis videos que comparto en mi canal de *YouTube*/AliciaBorchardt muchos hombres me preguntan si podrían usar las mascarillas caseras. Mi respuesta es que no hay diferencia entre la piel de las mujeres y la de los hombres, podría decir que la piel humana esencialmente tiene la misma estructura y función en ambos sexos. Aunque hay ciertas diferencias hormonales que pueden afectar, como la producción de sebo o el crecimiento del vello, aunque estas diferencias no son lo suficientemente significativas como para decir que la piel de un género es fundamentalmente distinta de la del otro.

Además, muchos factores externos como la exposición al sol, la contaminación y los hábitos de cuidado de la piel tienen un impacto mucho mayor en la salud y apariencia de la piel que las diferencias de género.

La piel es uno de los órganos más importantes de nuestro cuerpo y es el primero en mostrar los signos del envejecimiento. Con la edad, la producción de colágeno disminuye, la piel se vuelve menos elástica y la aparición de manchas oscuras y arrugas aumenta. Sin embargo, con el uso adecuado de productos de *skincare* antienvejecimiento, podemos retrasar y reducir estos signos.

La piel humana es esencialmente la misma en hombres y mujeres, y cualquier diferencia que pueda existir es relativamente insignificante en comparación con otros factores que afectan la piel.

ALGUNOS CONSEJOS

1. Beber suficiente agua: la hidratación comienza desde el interior, por lo que es importante beber suficiente agua todos los días para mantener la piel hidratada y saludable. La cantidad que necesitas depende de tu peso, nivel de actividad y clima, pero se recomienda beber al menos 8 vasos de agua al día.

2. Usar cremas hidratantes: son una excelente manera de hidratar la piel. Usa una crema hidratante diaria que contenga ingredientes como ácido hialurónico, glicerina o urea. Estos ingredientes ayudan a retener la humedad en la piel y la mantienen hidratada.

3. Usar un humectante: mantiene la piel hidratada y suave. Aplica un humectante sobre ella, limpia, antes de aplicar la crema hidratante. Sellará la humedad y la protegerá de los elementos ambientales.

4. Evitar el exceso de exposición al sol: puede dañar la piel y provocar el envejecimiento prematuro. Usa protector solar con un SPF de al menos 30 cada vez que salgas, incluso en días nublados.

5. Evitar el tabaco y el alcohol: pueden deshidratar la piel y acelerar el proceso de

envejecimiento. Evita fumar y beber en exceso para mantener una piel saludable.

6. Incorporar antioxidantes en tu dieta: ayudan a proteger la piel del daño de los radicales libres, que pueden provocar el envejecimiento prematuro. Incorpora alimentos en tu dieta como frutas y verduras de colores brillantes, nueces y granos enteros.

7. Dormir lo suficiente: La falta de sueño puede afectar la hidratación de la piel y acelerar el proceso de envejecimiento. Trata de dormir al menos 7-8 horas por noche para mantener una piel saludable y radiante.

Estas estrategias pueden ayudarte a mantener una piel saludable y radiante a cualquier edad. Así que la hidratación de la piel es esencial para prevenir el envejecimiento prematuro y mantener una piel saludable y radiante. Aquí hay algunas estrategias que puedes implementar para hidratar tu piel y prevenir el envejecimiento prematuro.

• CUÁLES SON LOS BENEFICIOS DE LOS SUEROS FACIALES

La industria de la cosmética cada día me asombra más con sus avances en los productos del cuidado de la piel, específicamente del rostro; a menudo podemos sentirnos abrumados porque no sabemos cuál es el que mejor se adapta a las necesidades;

desde hace unos cuantos años surgieron los tan populares sueros faciales, ¿pero por qué se convirtieron en los favoritos en la rutina diaria de muchas mujeres y hombres?

La respuesta es sencilla: son productos de cuidado de la piel altamente concentrados que se utilizan para tratar y prevenir una variedad de problemas como la sequedad, la opacidad, las arrugas, las manchas y la falta de firmeza. A diferencia de las cremas hidratantes, que suelen contener una mezcla de ingredientes para tratar diversos problemas, los sueros faciales están diseñados para tratar un problema específico con ingredientes activos altamente concentrados.

Los beneficios de los sueros faciales son:

1. Mayor concentración de ingredientes activos: lo que significa que son más efectivos para tratar los problemas específicos de la piel.

2. Absorción rápida: debido a su textura ligera y líquida, lo que significa que no dejan una sensación grasosa o pegajosa en la piel.

3. Mayor eficacia: por su alta concentración de ingredientes activos, los sueros faciales son más efectivos para tratar problemas específicos de la piel, como las arrugas, las manchas y la falta de firmeza.

4. Hidratación profunda: Aunque los sueros faciales no son hidratantes en sí mismos, pueden ayudar a mejorar la hidratación de

la piel al mejorar su capacidad para retener la humedad.

Los sueros faciales son más costosos que las cremas hidratantes porque contienen una mayor concentración de ingredientes activos y están diseñados para tratar problemas específicos de la piel. Además, suelen estar formulados con ingredientes de alta calidad, lo que también contribuye a su mayor precio. Aunque los sueros faciales pueden ser más costosos que las cremas hidratantes, pueden proporcionar beneficios notables para la piel y mejorar significativamente su apariencia y salud a largo plazo.

Si no estás familiarizada con los sueros, quizás te estarás preguntando: «Ok, si los sueros son concentrados que tratan problemas específicos en la piel, ¿entonces puedo sustituir la humectante?» La respuesta es no, porque la humectante también cumple con su propósito, cubre y protege las capas externas de nuestra piel de los agentes externos como los radicales libres, polvo, contaminación, frío, calor, incluso de los rayos del sol; en su mayoría contienen protector solar (SPF [1]), también ayuda a que nuestra piel se conserve humectada y flexible.

• EL USO EXCESIVO DE PRODUCTOS DE SKINCARE

Muchas veces nos guiamos por las *influencers* que vemos en las redes sociales y a veces podemos estar cometiendo errores y dañando nuestra piel, recuerdo una tendencia muy popular que hubo hace unos años que consistía en 10 pasos de productos coreanos de *skincare*, pero lo que sucede al usar tantos productos que sobresaturados nuestra piel, cada producto contiene cierta cantidad de ingredientes activos, como los retinoides, que pueden ser muy efectivos, pero también pueden causar irritación y sensibilidad en la piel si se usan en exceso. La sobreexposición a la luz solar y el uso excesivo de productos con ácidos alfa hidroxi (AHA) y beta hidroxi (BHA) también pueden aumentar la sensibilidad de la piel al sol y aumentar el riesgo de quemaduras solares y daño en la piel.

Personalmente, uso productos para el cuidado que contienen ingredientes antienvejecimiento, Mi piel es madura y seca, pero no los uso todos los días (o noches), dejo descansar la piel, eso sí, los días que no, utilizo productos para humectar.

En resumen, es esencial usar productos de manera moderada y siguiendo las recomendaciones del fabricante. También debemos ser conscientes de los ingredientes que contienen estos productos y de cómo pueden afectar la piel. Si se experimenta irritación, sensibilidad o cualquier otro problema relacionado, es recomendable consultar a un dermatólogo para obtener asesoramiento y tratamiento adecuado.

• EXFOLIACIÓN FACIAL: CONSEJOS PARA HACERLO DE FORMA SEGURA Y EFECTIVA

La exfoliación facial es un procedimiento en el que se remueven las células muertas de la piel para mejorar su apariencia y textura.

Si quieres hacerlo de forma segura y efectiva, te dejo algunos consejos:

1. Elige el producto adecuado: hay diferentes tipos de exfoliantes, como los mecánicos (con partículas) y los químicos (con ácidos). Debes elegir el que mejor se adapte a tu tipo de piel y necesidades.

2. Limpia tu piel: antes de exfoliar, debes asegurarte de tener la piel limpia y libre de maquillaje o impurezas. Usa un limpiador suave y agua tibia para prepararla.

3. Usa una técnica suave: no necesitas frotar con fuerza ni hacer movimientos bruscos. La exfoliación debe ser suave y circular para evitar irritaciones o daños en la piel.

4. No exfolies en exceso: la exfoliación es un proceso que debe hacerse con moderación. No lo hagas más de una vez por semana, ya que puede causar resequedad o irritación.

5. Hidrata después de exfoliar: la piel necesita hidratación después de la exfoliación, por lo que es importante que uses

una crema hidratante para mantenerla suave y radiante.

La frecuencia con la que debes realizar una exfoliación depende de varios factores, como tu tipo de piel, la sensibilidad y el tipo de producto que estás usando. En general, se recomienda una o dos veces por semana.

Sin embargo, si tienes la piel sensible o si estás usando un exfoliante más fuerte, como un *peeling* químico, es posible que debas reducir la frecuencia. Por otro lado, si tienes la piel grasa o propensa al acné, es posible que puedas exfoliarla con más frecuencia, pero siempre con cuidado de no irritar demasiado.

En cualquier caso, es importante prestar atención a las señales de tu piel y ajustar la frecuencia de exfoliación según lo necesites. Si notas que está irritada, enrojecida o descamada después de la exfoliación, es posible que debas reducir la frecuencia o cambiar a uno más suave.

Algunas recetas con remedios caseros naturales:

1. **Exfoliante de café y aceite de coco:** mezcla 2 cucharadas de café molido con 1 cucharada de aceite dc coco. Aplica la mezcla sobre el rostro en movimientos circulares suaves durante unos minutos. Enjuaga con agua tibia y aplica tu crema hidratante habitual. El café molido exfolia suavemente la piel y el aceite de coco la hidrata.

2. **Exfoliante de avena y miel:** mezcla 1 cucharada de avena molida con 1 cucharada de miel. Aplica la mezcla sobre el rostro en movimientos circulares suaves durante unos minutos. Enjuaga con agua tibia y aplica tu crema hidratante habitual. La avena exfolia suavemente la piel y la miel la hidrata y suaviza.

3. **Exfoliante de yogur y fresas:** mezcla 2 fresas trituradas con 1 cucharada de yogur natural. Aplica la mezcla sobre el rostro en movimientos circulares suaves durante unos minutos. Enjuaga con agua tibia y aplica tu crema hidratante habitual. Las fresas contienen ácido salicílico natural que exfolia la piel y el *yogurt*, la hidrata y suaviza.

Recuerda que es importante no exfoliar en exceso y limitar el uso de estos a una o dos veces por semana para evitar dañar la piel. Siguiendo estos consejos, podrás hacer una exfoliación facial de forma segura y efectiva para mejorar la apariencia y textura de tu piel. Si tienes dudas o problemas, consulta a un dermatólogo para obtener un diagnóstico y tratamiento adecuados.

• CÓMO IDENTIFICAR INGREDIENTES TÓXICOS EN PRODUCTOS DE LA PIEL

El saber identificar cuáles son los ingredientes que contienen todos los productos que usas a diario es de suma importancia porque, así como podemos encontrar en el mercado un sin fin de opciones para la belleza e higiene personal, también es cierto que muchos productos contienen ingredientes tóxicos que son nocivos para nuestra salud.

Te presento algunos ejemplos comunes y cómo pueden aparecer en la lista de ingredientes de los productos:

1. Parabenos: son conservantes que se utilizan en muchos productos de cuidado personal, como cremas hidratantes, champús y desodorantes. Pueden aparecer en la lista de ingredientes como «metilparabeno», «propilparabeno» o «butilparabeno».

2. Ftalatos: son compuestos químicos que se utilizan en la fabricación de plásticos y también se utilizan en algunos productos de cuidado personal, como esmaltes de uñas, lociones y perfumes. Pueden aparecer en la lista de ingredientes como «DEP», «DBP» o «DEHP».

3. Formaldehído: es un conservante químico que se utiliza en muchos productos de cuidado personal, incluyendo champús, acondicionadores y cremas para el cabello. Puede aparecer en la lista de ingredientes como «formalina» o «metanal».

4. Sulfatos: son surfactantes que se utilizan en productos de cuidado personal, como champús y jabones, para producir espuma.

Pueden aparecer en la lista de ingredientes como «SLS» (Sodium Lauryl Sulfate) o «SLES» (Sodium Laureth Sulfate).

5. Plomo: es un metal tóxico que se ha encontrado en algunos productos de maquillaje, especialmente en lápices labiales. No se indica específicamente en la lista de ingredientes, pero se puede encontrar en productos que contienen «ciertos colorantes y pigmentos».

6. Mercurio: es un metal tóxico que se ha encontrado en algunos productos para blanquear la piel, como cremas y jabones. No se indica específicamente en la lista de ingredientes, pero se puede encontrar en productos que contienen «mercurio amoniacal» o «mercurio (II) cloruro».

7. Perfume: La mayoría de los productos que usamos para la higiene personal contienen fragancia; muchas veces decidimos comprar un producto por su olor; me imagino que en estos momentos estás moviendo tu cabeza en señal que es cierto lo que estoy diciendo; el punto es que las fragancias que se utilizan en los productos pueden contener una serie de sustancias tóxicas que pueden ser perjudiciales para la salud; lo ideal sería elegir productos con fragancias naturales y limitar la exposición a productos con fragancias sintéticas siempre que sea posible En muchos

casos, las empresas que fabrican productos con fragancias no están obligadas a divulgar todas las sustancias químicas utilizadas en su fabricación, lo que hace difícil para los consumidores determinar qué es exactamente lo que están utilizando y si es seguro.

Las fragancias pueden contener compuestos químicos que se han relacionado con una serie de efectos adversos para la salud, incluyendo:

- Irritación de la piel y los ojos.

- Asma y otros problemas respiratorios.

- Dolores de cabeza y migrañas.

- Alteraciones hormonales y endocrinas.

- Efectos neurotóxicos.

Es importante tener en cuenta que estos son solo algunos ejemplos de productos tóxicos que se pueden encontrar en los productos de cuidado personal. Para reducir la exposición a estos productos químicos, se recomienda leer las etiquetas de los productos cuidadosamente y optar por productos naturales y orgánicos siempre que sea posible.

• EL MAQUILLAJE DESPUÉS DE LOS 40

El maquillaje puede resultar un tema muy personal.

Si bien hay mujeres que no les gusta maquillarse, también hay a quienes les encanta y está bien. Solo les compartiré algunos truquitos sencillos, pero efectivos para que su maquillaje luzca lo más natural posible y realce tu belleza. Debemos de recordar que ya no tenemos 20 ni 30 y que nuestra piel ha cambiado, por lo cual debemos de hacer ciertos cambios para lucir más frescas, que no solamente luzca bien, sino que nuestra piel esté saludable.

Si me preguntas: «Alicia, si tienes $100, ¿en qué lo invertirías?, ¿en maquillaje o en productos de *skincare* (cuidado de la piel)?». Sin pensarlo te digo en que la segunda opción, porque al tener la piel saludable, elástica, humectada no vas a necesitar cubrirla con tanto maquillaje y esto aplica para cualquier edad.

En este caso, menos, es más, hay varias técnicas y trucos de maquillaje que las mujeres mayores de 40 años pueden usar para verse más jóvenes. Aquí hay algunas sugerencias:

- La preparación de la piel: es esencial para lograr una apariencia juvenil. Utiliza un limpiador facial suave, un tónico y una crema hidratante antes de aplicar el maquillaje (este punto ya lo tratamos anteriormente).

- Utiliza una base ligera: la base debe ser ligera y natural porque son más amigables con las líneas de expresión, si usas una base que sea muy espesa y cubriente, al paso de las horas tu piel va a mostrar todas las líneas de expresión y arrugas y eso no lo queremos, ¿verdad? Utiliza una fórmula líquida o en crema que se adapte a tu tono de piel para un acabado suave y uniforme. No te preocupes si la base es muy ligera, en este caso es mejor que se vean algunas imperfecciones, pero que el tono de la piel sea uniforme porque eso te hará lucir hasta 10 años más joven.

- Usa corrector: el corrector puede ayudar a ocultar las ojeras, las manchas y las arrugas alrededor de los ojos y de la boca. Utiliza una fórmula cremosa para un acabado suave y natural.

- Ilumina tu piel: úsalo en las zonas donde la piel necesita un toque de brillo. Aplica un poco en los pómulos, en la nariz, en el arco de cupido y en la barbilla para darle un aspecto fresco y luminoso.

- Rellena tus cejas: Las cejas pueden desvanecerse y adelgazar con la edad, lo que puede hacer que la cara parezca más vieja. Rellena tus cejas con un lápiz o una sombra de cejas para darles forma y definición. Nunca en tono negro usa tonos marrones.

- Usa sombras de ojos en tonos suaves como el marrón, el gris, el lila o el rosa para crear un aspecto natural. Evita los colores brillantes y las sombras con brillo, porque harán lucir más las líneas de expresión. Siempre la mejor opción son las sombras mates y tonos neutros.

- Usa un delineador de ojos marrón oscuro o negro para definir los ojos y darles una apariencia más joven. Aplica una línea fina en tono crema en la parte superior del ojo para una apariencia más natural y la sensación que tienes los ojos más grandes, además que le dará frescura a tu mirada; no olvides difuminar.

- El rímel puede abrir los ojos y hacer que las pestañas parezcan más gruesas. Usa uno negro para un aspecto más dramático o marrón para un aspecto más natural.

- Usa un rubor suave en tonos rosados o melocotón para darle un aspecto juvenil a las mejillas. Evita los colores oscuros o demasiado brillantes. Para que te dé un toque muy juvenil usa el rubor líquido o en crema; evita usar los rubores en polvo y si lo usas muy poca cantidad.

- Los labiales: Siempre recomiendo usar bálsamos con color porque además de hidratar los labios, visiblemente disimulara las líneas de expresión alrededor de los labios; evita los labiales mates con textura seca porque hacen lucir mucho las líneas de expresión.

- **CÓMO IDENTIFICAR CUANDO EL MAQUILLAJE HA CADUCADO**

El maquillaje caduca a los 12 meses (1 año) de haberlo abierto, en la parte de atrás del producto aparece un dibujo de un envase con una tapa abierta y debajo de esa figura sale 12M (12 meses).

Si me sigues, en *Instagram*/AliciaBorchard-tYT, en el *highlight* llamado *Declutter,* te muestro cómo me deshice del 90 % de mi colección de maquillaje. Leíste bien. «*Colección*» suena loco y te preguntarás: «Alicia, si los compraste, ¿por qué los botaste?». La mayoría del maquillaje me lo enviaban empresas de relaciones públicas para que los probara y diera mi honesta opinión en mis redes sociales; la realidad es que con tanto maquillaje no da oportunidad de usarlos todos; y muchos caducaron, así que decidí quedarme con lo que realmente estaba usando, ahora solo tengo el maquillaje necesario y se me acaban antes de su fecha de expiración.

Te comparto algunas señales que pueden indicar que el maquillaje está caducado:

1. Olor: si huele mal o diferente a como solía ser, puede ser una señal de que está caducado.

2. Cambio en la textura: si la consistencia ha cambiado, se ha vuelto más grumosa o líquida, puede ser una señal de que está mal.

3. Separación: si la fórmula se ha separado en diferentes capas o tiene grumos, es probable que esté en mal estado.

4. Fecha de caducidad: verifica la fecha de caducidad en la etiqueta del producto. Si ha pasado la fecha de caducidad, es mejor que lo eches a la basura.

5. Tiempo de uso: si ha pasado mucho tiempo desde que abriste el producto, puede ser que esté caducado. En general, la mayoría de los productos de maquillaje duran entre 6 meses y 1 año después de abrirlos, dependiendo del producto.

Es importante prestar atención a estas señales para evitar usar productos que pueden provocar irritación, infecciones y otros problemas de salud.

• CONSEJOS PRÁCTICOS PARA MANTENER LA FRESCURA EN LA TERCERA EDAD

La tercera edad es una etapa de la vida en la que el cuerpo experimenta cambios significativos, lo que puede hacer que sea más difícil mantener la frescura y el buen olor corporal. Aquí hay algunos consejos prácticos para mantener la frescura en la tercera edad.

Algunas personas pueden experimentar olores corporales fuertes y puede ser causado por diversas razones, como la disminución en la producción de aceites naturales en la piel, la falta de higiene personal, la sudoración excesiva, no cambiarse la ropa frecuentemente. Es importante tener en cuenta que el envejecimiento no es la única causa del mal olor corporal, y que las personas de cualquier edad pueden sufrir este problema si no mantienen una buena higiene

Algunos trucos efectivos para mantener la frescura todo el día:

- Bañarse con regularidad: es importante para mantener la piel limpia y fresca. Un baño diario es recomendable, más aún si vives en un clima tropical donde hay mucha humedad.

- Usar ropa cómoda y transpirable: la elección de la ropa adecuada es fundamental para mantenerse fresco durante todo el día. En las tiendas puedes encontrar ropa muy bonita, cómoda y fresca; incluso algunas prendas de vestir tienen SPF (protección solar); son muy populares para hacer deportes y actividades al aire libre.

- Mantener una buena higiene personal: además de bañarse con regularidad, es importante mantener una buena higiene personal en la tercera edad. Esto incluye lavarse las manos, cepillarse los dientes regularmente y limpiar las orejas con frecuencia.

- Usar desodorante o antitranspirante: son una excelente manera de reducir el mal olor corporal. Elige productos de calidad que se adapten a las necesidades individuales y aplicarlos según las instrucciones del fabricante.

- Beber suficiente agua: la hidratación es fundamental para mantenerse fresco y saludable durante todo el día. Es importante beber suficiente agua y otros líquidos saludables para evitar la deshidratación y tener la piel hidratada.

- Mantener una dieta saludable: es importante evitar los alimentos con olor fuerte y elegir alimentos frescos.

- Mantenerse activo: escoge ejercicios adecuados a las necesidades individuales y hacerlos con regularidad.

- Cambiar las sábanas y fundas de las almohadas una vez por semana.

- Usar una fragancia suave: es recomendable usar fragancias ligeras en la tercera edad porque la piel de las personas mayores tiende a ser más delicada y sensible, por lo que las fragancias fuertes pueden causar irritación o reacciones alérgicas. Además, a medida que envejecemos, nuestro sentido del olfato disminuye, lo que significa que las fragancias fuertes pueden resultar abrumadoras y desagradables para los adultos mayores. Las fragancias ligeras y suaves son menos invasivas y más agradables.

Ten en cuenta que muchos adultos mayores pueden tener problemas de salud que afectan su capacidad para tolerar fragancias fuertes. Por ejemplo, las personas con asma o enfermedad pulmonar obstructiva crónica con dificultades para respirar, también debe depender de las preferencias personales y las necesidades individuales de cada persona mayor. Toma en cuenta que los perfumes caducan y cambian su fragancia si están expuestos al sol o si ya tienen más de un año de uso.

No todas las personas mayores tienen un olor corporal desagradable, y que el olor corporal no necesariamente indica un problema de salud. Sin embargo, si la persona experimenta cambios repentinos en el olor corporal o si el olor es particularmente fuerte o persistente, es recomendable consultar a un médico para descartar posibles problemas de salud.

El inicio de la tercera edad puede variar según el contexto cultural y social. Lo importante es reconocer y respetar a las personas mayores, independientemente de su edad, y trabajar para apoyar su bienestar y calidad de vida.

• LIBERÁNDOTE DE LAS PRESIONES DE LA SOCIEDAD: CARTA DE AMOR A TU CUERPO MADURO

A medida que envejecemos, la sociedad nos presenta una imagen de la belleza que puede ser difícil de cumplir. A menudo, se nos bombardea con mensajes que nos hacen sentir que nuestros cuerpos no son lo suficientemente buenos, que debemos tratar de parecer más jóvenes o que deberíamos ocultar ciertos aspectos de nuestro físico.

Amar tu cuerpo maduro significa aprender a aceptarlo tal como es, y comprender que la belleza viene en muchas formas, tamaños y edades. Se trata de reconocer que es el resultado de una vida entera de experiencias y que merece ser respetado y valorado.

• CARTA DE AMOR A TU CUERPO MADURO

Querido cuerpo:

Hoy quiero escribirte una carta de amor para decirte cuánto te admiro y aprecio. Prometo no volver a mirarte al espejo y pensar que no eres bello. Has sido mi compañero de vida durante tantos años, y has sido testigo de cada momento, tanto de los buenos como de los malos. Has sido el hogar de mi alma y has llevado mi mente y corazón a través de cada experiencia.

Sé que no siempre te he tratado con el respeto que mereces. A veces he descuidado tu salud, he comido en exceso o he abusado de ti en otras formas. Pero hoy, quiero hacer una promesa solemne de cuidar mejor de ti, de alimentarte con comida nutritiva, de hacer ejercicios con más frecuencia para mantenerte saludable y fuerte.

Gracias por todas las veces que has trabajado duro para mantenerme en pie, caminando, corriendo, saltando y bailando, sin importar cuán cansado, dolorido o enfermo que estuvieras.

Tus arrugas, tus cicatrices, tus manchas y cada uno de tus detalles cuentan una historia y son prueba de todo lo que hemos vivido juntos. Quiero amarte y cuidarte como mereces, con ejercicios que te hagan sentir bien, una alimentación saludable que te nutra y hábitos que te hagan sentir feliz y satisfecho.

Mi querido cuerpo maduro, hemos envejecido juntos, gracias por ser mi hogar, mi compañero, mi refugio y por llevarme a través de la vida. Te prometo que, a partir de hoy, te amaré y respetaré como te mereces, y qué juntos disfrutaremos cada día que la vida nos brinde.

Quiero que sepas que eres un tesoro invaluable para mí, eres una obra maestra de la naturaleza. Eres la manifestación física de todo lo que soy.

A medida que hemos envejecido juntos, hemos pasado por muchos desafíos. Hemos superado enfermedades, lesiones y cambios en nuestra forma y tamaño. Pero siempre has estado ahí, resistente y fuerte, apoyándome y ayudándome a superar cualquier obstáculo.

Voy a asegurarme de que descanses lo suficiente y de que tengas tiempo para relajarte y recuperarte. Prometo seguir agradeciéndote y cuidándote durante el resto de nuestros días.

Con amor y gratitud,

[Tu nombre]

«*Piensa como adulto, vive como joven, aconseja como anciano y nunca dejes de soñar como niño*»

Anónimo

CAPÍTULO 8

CÓMO VESTIRSE PARA DESAFIAR LA EDAD: TRUCOS DE MODA PARA HOMBRES Y MUJERES MAYORES DE 50

«Mi trabajo no es caer bien a la gente.
Mi trabajo es hacerlos mejores personas»

-Steve Jobs-

• 50 Y FABULOSA: CONSEJOS DE MODA PARA MANTENER TU ESTILO FRESCO Y JUVENIL

Sabemos que nuestros cuerpos cambian y nuestro estilo personal también. Sin embargo, esto no significa que debamos dejar de lucir frescos, cómodos y con colores que nos hagan ver mejor. Personalmente, no soy de las que sigo las tendencias al pie de la letra, prefiero tener básicos que pueda combinarlos con otras prendas de vestir.

Una de las claves para lucir bien es encontrar el equilibrio entre la comodidad y la calidad, pero sin gastar grandes sumas de dinero: A los 50 años, la comodidad es clave; busca ropa y calzados que te permitan moverte con facilidad y que no te hagan sentir limitada. Asegúrate también de elegir prendas que te duren y te hagan sentir bien.

- Juega con los accesorios: los accesorios son una forma sencilla de actualizar tu *look* y agregar un toque de estilo personal. Prueba con collares, pulseras, anillos y pendientes que complementen tu ropa y resaltan tu estilo.

- Añade un toque de color: los colores vivos pueden darte un aspecto juvenil y alegre. Experimenta con tonos brillantes y alegres, o con combinaciones inesperadas de colores que te hagan sentir fresca y vibrante.

- Mantén un corte de pelo fresco: uno moderno puede hacer maravillas por tu apariencia. Habla con tu estilista sobre opciones de peinado que complementen tu estilo y personalidad.

- Sé audaz y atrevida: no tengas miedo de experimentar con nuevas tendencias o estilos. Prueba con prendas o accesorios que te hagan sentir audaz y atrevida, y que expresen tu individualidad.

- Siéntete cómoda contigo misma: lo más importante para lucir fabulosa a los 50 años es sentirte cómoda y segura contigo misma. Si te sientes bien por dentro, se refleja en tu apariencia y en tu actitud. Así que no olvides cuidar tu bienestar emocional y físico.

• ELECCIÓN DE LAS BLUSAS Y CAMISAS

Al elegir tanto las blusas para damas como las camisas para caballeros, opta por colores claros porque pueden hacerte lucir más joven, se debe a varias razones:

- Iluminan el rostro: los colores claros y brillantes, como el blanco, el amarillo o el rosa pastel, reflejan la luz y crean un efecto luminoso en la piel. Esto puede hacer que el rostro parezca más radiante y fresco, lo que a su vez puede hacerte lucir más joven.

- Crean contraste: al usar una blusa de color claro o brillante, puedes crear contraste con el tono de piel y el cabello. Esto puede hacer que tus rasgos faciales resalten más, lo que puede darte un aspecto más juvenil.

- Transmiten energía y vitalidad: los colores brillantes y vivos pueden transmitir una sensación de energía y vitalidad. Al usar una blusa de estos tonos, puedes proyectar una imagen más positiva y juvenil.

Por supuesto, estos efectos varían según el tono de piel y cabello de cada persona, así como el estilo personal y la ocasión en la que se use. Pero en general, las blusas de colores claros y brillantes pueden ser una excelente opción para dar un toque juvenil y fresco a tu atuendo.

• NO SACRIFIQUES LA COMODIDAD POR LA MODA: ELIGE ZAPATOS QUE LO TENGAN TODO

Elegir los zapatos adecuados puede ser un desafío, ya que queremos encontrar un equilibrio entre la comodidad y la estética. Son una parte importante de nuestra imagen personal, porque pueden complementar o arruinar un atuendo completo. Además, es esencial elegir los adecuados que se adapten a nuestra anatomía, en especial si sufrimos de dolores en las rodillas, la espalda u otras partes del cuerpo. Por lo tanto, es importante considerar varios factores, como la calidad del calzado, la altura del tacón, el material y la marca.

A continuación, te comparto algunos detalles que te pueden ayudar al momento de elegir los zapatos adecuados según tus necesidades:

- Busca calzados con un buen soporte para

el arco: mantienen mejor el equilibrio y evitar dolores en las rodillas. Si tienes problemas de pronación o supinación, busca modelos que corrijan esa postura.

- Opta por calzados con suela antideslizante: evitan resbalones y caídas, especialmente en superficies mojadas o resbaladizas.

- Elige calzados con tacón bajo: son una opción cómoda y elegante que te permiten mantener el equilibrio y cuidar tus rodillas. Si prefieres zapatos con tacón alto, busca modelos que distribuyan el peso de manera uniforme y que no sean muy altos.

- Busca materiales de calidad: los calzados de calidad están hechos con materiales resistentes y duraderos que te permiten usarlos por mucho tiempo sin desgaste excesivo. Busca modelos que estén hechos con materiales transpirables y que se adapten bien a tu pie.

- Elige modelos bonitos y a la moda: por último, pero no menos importante, busca modelos que te gusten y que se ajusten a tu estilo personal.

Para elegir calzados que te hagan lucir bonita y a la moda después de los 50 años, es importante buscar modelos que te brindan comodidad, soporte para el arco, suela antideslizante, tacón bajo y materiales de calidad. Además, busca modelos que se ajusten a tu estilo personal y te hagan sentir segura y cómoda.

En cuanto a los tipos de calzados cómodos y modernos:

- *Sneakers*: o zapatos deportivos son una excelente opción para dar un toque juvenil a cualquier atuendo. Puedes encontrar modelos en colores vivos o con detalles llamativos que te permitan expresar tu personalidad y estilo.

- Botines: pueden ser una alternativa fresca y moderna a las botas tradicionales. Puedes encontrar modelos con tacón bajo y punta redondeada que te den comodidad y estilo.

- Sandalias de tacón bajo: son una opción cómoda y elegante para el verano. Los modelos con detalles en pedrería o en colores vivos que te den un toque juvenil.

- Mocasines: son un calzado cómodo y elegante que puede hacerte lucir sofisticada y juvenil al mismo tiempo. Los que cuentan con detalles en estampados o en tonos brillantes te permiten expresar tu personalidad.

En general, la clave para elegir un calzado que te haga lucir más joven después de los 50 años es buscar modelos que te den comodidad, estilo y un toque fresco y moderno. Recuerda que siempre debes elegir un calzado que se ajuste a tu estilo personal y a la ocasión en la que lo usarás.

● ZAPATOS ORTOPÉDICOS: EL EQUILIBRIO PERFECTO ENTRE COMODIDAD Y MODA. «No te asustes, ya no son feos»

He estado lidiando con dolores de rodillas durante varios años. Como alguien que siempre ha disfrutado de caminar y mantenerme activa, estos dolores pueden ser muy frustrantes e incluso debilitantes a veces. Sin embargo, recientemente he descubierto una solución que ha cambiado mi vida: los zapatos ortopédicos.

Antes, solía pensar que estos zapatos eran feos y voluminosos, que solo estaban destinados a personas mayores. Pero hoy en día, hay muchos modelos modernos y elegantes que son muy cómodos, que también lucen geniales. Ya no tenemos que sacrificar la moda por la comodidad y la funcionalidad.

Yo sé que la palabra «ortopédico» retumba en nuestra mente, te confieso que todavía estoy batallando con la imagen de ellos en mi cabeza; pero ya no es así; mi esposo y yo nos compramos unos zapatos deportivos que por fuera lucen espectacular. Nadie, absolutamente nadie se puede imaginar que por dentro están diseñados para aliviar los dolores de las articulaciones y espalda. No solo son una solución práctica y funcional, también pueden ser una adición elegante y a la moda a tu guardarropa.

Los zapatos ortopédicos pueden tener características especiales, como plantillas personalizadas, soporte para el arco del pie, amortiguación adicional en el talón y la punta, correas ajustables para mantener el pie en su lugar o una suela exterior especialmente diseñada para mejorar la estabilidad y el equilibrio.

Si tienes dolor de rodillas, es fundamental elegir el calzado adecuado para ayudar a reducir la presión y el impacto en las articulaciones. Aquí hay algunos consejos para elegir el calzado adecuado:

- Busca zapatos con buena amortiguación: que tengan una buena amortiguación en la suela para reducir el impacto al caminar. Esto puede ayudar a reducir la presión en las rodillas.

- Escoge zapatos con buen soporte: que brinden buen soporte para el pie, incluyendo soporte para el arco. El soporte adecuado puede ayudar a mantener una buena postura y reducir la presión en las rodillas.

- Elige zapatos cómodos: asegúrate de que sean cómodos para caminar. Si son demasiado ajustados o apretados, pueden causar más dolor en las rodillas.

- Opta por zapatos de tacón bajo: si tienes dolor de rodilla, evita los tacones altos. En su lugar, elige unos con tacón bajo o sin tacón para reducir la presión en las rodillas.

- Prueba los zapatos antes de comprarlos: antes de comprar, pruébalos y camina un poco con ellos para asegurarte de que sean cómodos y no causen dolor en las rodillas.

Es esencial elegir un calzado que brinde buena amortiguación, soporte y comodidad para ayudar a reducir la presión y el impacto en las rodillas. También que se ajusten correctamente y que no causen fricción o dolor al caminar. Si el dolor de rodilla persiste, consulta a un médico o un especialista en ortopedia para obtener un diagnóstico y tratamiento adecuados.

«*Mi cara es reflejo de todas mis memorias.*

¿Por qué habría de borrarlas?»

Diane von Fürstenberg

CAPÍTULO 9

CONCLUSIONES

«Si añoras la juventud creo que eso produce un estereotipo de viejo porque solo vives en el recuerdo, vives en un lugar que no existe. Envejecer es un proceso extraordinario en el que te conviertes en la persona que siempre debiste ser»

~David Bowie~

● MENSAJES FINALES DE MOTIVACIÓN Y ESPERANZA

¡Felicidades! Has llegado al final del libro *Soy feliz a los 50 años*. Espero que haya sido una experiencia enriquecedora y motivadora para ti.

A lo largo de estas páginas, hemos explorado diferentes formas de encontrar la felicidad y la satisfacción en la vida a los 50 años. Aprendimos que la felicidad y el éxito son subjetivos y que dependen de cada persona. Hemos discutido la importancia de mantener una actitud positiva, cuidar de tu salud física y emocional, cultivar relaciones positivas y encontrar tu pasión. También hemos hablado de cómo celebrar tus éxitos y progreso, y cómo seguir creciendo y aprendiendo en la vida.

Recuerda que la vida es una aventura emocionante y nunca es tarde para seguir triunfando. A los 50 años, tienen una gran cantidad de conocimientos y experiencias que puedes utilizar para continuar creciendo y alcanzando tus metas. Mantén una mente abierta, sigue aprendiendo y descubre nuevas formas de encontrar la felicidad y la satisfacción en la vida.

Así que sigue adelante, con una sonrisa en tu rostro y un corazón lleno de esperanza. Tú tienes el poder de crear la vida que deseas a los 50 años y más allá. Así que sigue triunfando, sigue creciendo y sigue siendo feliz. ¡El futuro está lleno de infinitas posibilidades para ti!

La felicidad no es una meta que se alcanza y se mantiene de manera constante. Es un proceso continuo que requiere dedicación y trabajo, pero que también trae consigo grandes recompensas en términos de bienestar emocional y satisfacción personal. En este libro compartí algunos de los conceptos y herramientas claves para alcanzar la felicidad a los 50 años, pero hay mucho más por aprender y descubrir.

Espero haber podido proporcionar a los lectores una base sólida para seguir explorando el camino de la felicidad, y estoy segura de que, con la dedicación y la perseverancia necesarias, todos podemos alcanzar nuestra propia versión de la felicidad plena.

«Nadie puede hacer que te sientas inferior sin tu permiso»

Eleanor Roosevelt

TE CUENTO UNA HISTORIA

Nombres: Evelyn y George

Descripción física:

Evelyn es una mujer hermosa con llamativos ojos azules que brillaban con inteligencia y calidez. Su cabello es de color rubio miel suave que caía en ondas sueltas alrededor de su rostro, enmarcando sus rasgos de una manera suave y femenina. Es de estatura baja alrededor de cinco pies cinco, con rasgos delicados y una apariencia juvenil.

A pesar de tener poco más de 50 años, Evelyn se cuida excelentemente y su piel tiene un brillo saludable y radiante. Tiene un comportamiento amable y accesible, y su sonrisa fácil y su risa contagiosa hacen que la quieras al instante.

George es un hombre alto y robusto, de hombros anchos y contextura musculosa. Su estatura es de seis pies de alto con una presencia imponente. A pesar de tener sesenta y tantos años, todavía tiene su cabeza llena de cabellos grises y abundantes que mantiene cuidadosamente peinados. Sus penetrantes ojos azules están enmarcados por cejas pobladas y patas de gallo que insinuaban una vida de risas y alegría. Tiene una mandíbula fuerte y un rostro cincelado que le da un aire de belleza robusta y alemana. Se comporta con confianza y tiene una cálida sonrisa, le encanta jugar golf y fumar tabaco.

Historia:

Evelyn y George han estado casados por más de 30 años y juntos han criado a cuatro hijos maravillosos. A medida que estos crecieron y comenzaron a formar sus propias familias, se encontraron con un nido vacío y una nueva sensación de libertad. Siempre habían estado ocupados con las actividades de sus hijos, pero ahora tenían tiempo para explorar nuevos pasatiempos e intereses.

A pesar de su entusiasmo por esta nueva etapa de la vida, Evelyn y George no pudieron evitar sentirse un poco perdidos sin las exigencias constantes de la paternidad. Sabían que necesitaban encontrar una manera de llenar su tiempo y redescubrir su sentido de propósito.

Un día, mientras estaban sentados en su patio trasero disfrutando del sol, Evelyn tuvo una idea:

—¿Por qué no viajamos por el mundo? —dijo ella de lo más entusiasmada.

—¿Viajar por el mundo? —George se sorprendió por la sugerencia—. ¿A nuestra edad? ¿Crees que pueda ser una buena idea?

Pero mientras conversaban se dieron cuenta de que esto era precisamente lo que siempre habían soñado. Siempre les había gustado viajar, tomar videos y fotografías, pero nunca habían tenido el tiempo o los recursos para explorar realmente el mundo. Ahora, tenían la libertad de hacer precisamente eso.

Durante los siguientes meses, planearon su viaje. Utilizaron parte de sus ahorros y comenzaron un viaje que los llevaría a todos los rincones del globo.

Comenzaron en Europa, visitando ciudades que siempre habían soñado ver. Caminaron por las calles de París, probaron helados en Roma y vieron la puesta de sol sobre el Mediterráneo.

Mientras viajaban, descubrieron nuevos pasatiempos e intereses. Tomaron clases de cocina en Italia, aprendieron a bailar en España. Pero la mejor parte de su viaje fue el tiempo que pasaron juntos. Después de años de concentrarse en sus hijos y sus carreras, finalmente tuvieron la oportunidad de reconectarse y conocerse de una manera nueva. Se rieron, lloraron y recordaron sus vidas juntos, se enamoraron de nuevo.

Cuando su viaje finalmente llegó a su fin, Evelyn y George regresaron a casa con una nueva sensación de felicidad y propósito. Habían descubierto que nunca es demasiado tarde para comenzar una nueva aventura y que la vida puede estar llena de sorpresas y alegrías sin importar la edad que tengas.

Decidieron compartir sus experiencias con el mundo escribiendo un libro sobre sus viajes. Vertieron sus corazones y almas en el proyecto, detallando cada aspecto de su viaje y el profundo impacto que tuvo en sus vidas.

El libro fue un éxito instantáneo y, a las pocas semanas de su lanzamiento, había subido a la cima de las listas de los más vendidos. ¡Lectores de todo el mundo quedaron cautivados por las aventuras de la pareja e inspirados por su mensaje de esperanza y resiliencia! El libro abordaba temas de amor, familia y la importancia de vivir la vida al máximo, resonando con lectores de todas las edades y orígenes.

A medida que el éxito del libro siguió creciendo en número de ventas, fueron invitados a hablar en conferencias y eventos, compartiendo su historia e inspirando a otros a seguir sus sueños. Incluso aparecieron en la televisión nacional, entrevistados por algunos de los nombres más importantes de la industria.

A pesar de la fama y la atención, Evelyn y George permanecieron humildes y agradecidos. Sabían que su éxito era el resultado del trabajo arduo y la perseverancia, y estaban comprometidos a utilizar su plataforma para generar un impacto positivo en el mundo. Donaron una parte de las ganancias de su libro a la caridad, apoyando causas que eran cercanas y queridas para sus corazones.

En los años que siguieron, continuaron viajando y explorando el mundo, viviendo cada día al máximo. Permanecieron profundamente enamorados y su vínculo se hizo más fuerte con cada año que pasaba. Y si bien su libro puede haberlos hecho famosos, fue el viaje en sí lo que siguió siendo su mayor fuente de orgullo y alegría.

(En memoria de mi hermosa suegra Evelyn)

«*Toda edad tiene sus propios frutos; hace falta saberlos recoger*»

Raymond Radiguet

20. ACTIVIDADES QUE PUEDES REALIZAR QUE CAMBIARÁN TU ESTADO DE ÁNIMO EN SEGUNDOS Y TE HARÁN SENTIR FELIZ.

1. Escuchar música: la música es una gran manera de elevar el estado de ánimo. Escuchar canciones alegres y animadas puede aumentar la producción de dopamina, una sustancia química que nos hace sentir bien.

2. Meditar: es una práctica que puede ayudar a reducir el estrés y la ansiedad. Siéntate en un lugar tranquilo y enfoca tu mente en la respiración. Inhala profundamente, retén el aire por unos segundos y exhala lentamente.

3. Hacer ejercicio: puede liberar endorfinas que son sustancias químicas que nos hacen sentir bien. Incluso unos minutos de actividad física pueden marcar la diferencia.

4. Sonreír: aunque parezca simple, puede hacerte sentir más feliz. La acción de sonreír envía señales al cerebro para liberar sustancias químicas que producen sensación de bienestar. Además, la risa es contagiosa y ver un programa cómico o hablar con un amigo divertido puede ser una buena idea.

5. Hacer algo creativo: pintar, dibujar, escribir o cualquier actividad creativa que disfrutes puede ser una gran manera de elevar el estado de ánimo.

6. Tomar una siesta: una breve siesta disminuye la fatiga, y aumenta la energía y la productividad.

7. Dar un paseo al aire libre: el contacto con la naturaleza reduce el estrés y aumenta la felicidad.

8. Tomar un baño caliente: relaja los músculos y reduce la ansiedad.

9. Hacer algo bueno por los demás: ayuda a aumentar la sensación de bienestar y conexión con los demás.

10. Apreciar la belleza: busca algo hermoso en tu entorno, como una puesta de sol o una obra de arte, y tómate un momento para apreciarlo.

11. Escuchar un *podcast* o un audiolibro: escuchar algo interesante y educativo puede ser una gran manera de distraer la mente y mejorar el estado de ánimo.

12. Abrazar a alguien: el contacto físico puede liberar sustancias químicas que nos hacen sentir bien. Si tienes un amigo o ser querido cerca, abrázalo y disfruta de su compañía.

13. Escribir en un diario: escribir tus pensamientos y emociones puede ayudarte a procesar tus sentimientos y reducir el estrés.

14. Comer algo rico y saludable: disfruta de un bocado saludable y delicioso, como una fruta fresca o un puñado de frutos secos.

15. Ver fotos felices: busca tus fotos favoritas de momentos felices y tómate un momento para recordarlos.

16. Hacer algo espontáneo: haz algo que normalmente no harías, como tomar una clase de baile o visitar un lugar nuevo.

17. Practicar la gratitud: escribe una lista de las cosas por las que estás agradecido en la vida y tómate un momento para apreciarlas.

18. Conversar con un amigo: hablar con un amigo o ser querido puede ayudar a reducir el estrés y mejorar el estado de ánimo.

19. Visualizar algo positivo: cierra los ojos y visualiza algo que te haga feliz, como un lugar hermoso o una situación agradable.

Espero que estas actividades te sean útiles para mejorar tu estado de ánimo. Recuerda que todos somos diferentes y lo que funciona para una persona puede no funcionar para otra, así que experimenta con diferentes actividades y encuentra lo que te haga sentir más feliz.

«Un rostro sin arrugas es un pliego de papel en el que no hay nada escrito»

Jean Paul Richter

ALICIA BORCHARDT

Además de este libro **Sé feliz a tus 50**, he escrito varios *libros* y talleres relacionados con el cuidado personal y la belleza, los cuales pueden ser de tu interés.

Con más de 10 años de experiencia en creación de contenido en *YouTube* con mi programa sobre **"cómo lucir más joven sin cirugía"**, los libros contienen información valiosa y práctica para lograr tus objetivos de belleza y cuidado personal. No dudes en echar un vistazo y descubrir todo lo que puedo ofrecerte.

TALLER CABELLO SANO Y SIN CAÍDA ¿Cansada de las canas y la caída del cabello? Descubre nuestro taller de henna y plantas ayurvédicas naturales para lograr un cabello saludable y hermoso.

El enlace al Taller estará disponible en mi canal de YouTube

Suscríbete a mi canal de YouTube/AliciaBorchardt donde cada viernes comparto videos sobre cómo lucir más joven y un estilo de vida saludable.

www.youtube.com/Aliciaborchardt

Abre la cámara de tu celular y escanea el código QR   para llegar a mi canal de YouTube.

Otros libros de la autora que no te puedes perder:

11 Skincare avanzado:. Descubre los sueros faciales que transformarán tu piel.

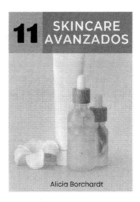

Los 3 Básicos del Skincare. El ABC del Skincare: Limpia, Tonifica, Hidrata. Secretos para una Piel Saludable. Aprende cómo estos tres básicos transforman tu piel y revelan su belleza natural.

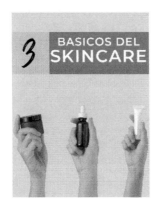

La Henna, sabiduría ayurvédica: El secreto ancestral para un cabello saludable y sin canas.

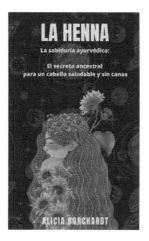

Alimentos antiedad. Cómo los alimentos pueden ayudarte a lucir y sentirte más joven.

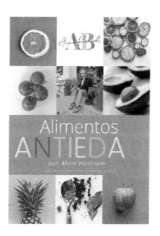

El arte de cuidar la piel madura. Cómo mantener tu piel saludable y radiante después de los 40 años.

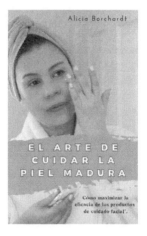

Veneno en tu tocador: Cómo los ingredientes tóxicos en los productos de belleza pueden afectar tu belleza y salud.

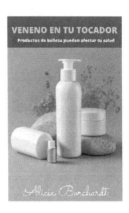

Recetas de smoothies-bowls y ensaladas: El Secreto para una Juventud y Salud Radiante. Descubre recetas deliciosas que rejuvenecen tu piel y nutren tu salud.

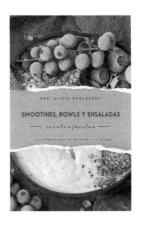

Youtube: AliciaBorchardt

Instagram: AliciaBorchardtYT

Made in the USA
Columbia, SC
04 July 2024

8eafe74e-d531-4bf5-993d-fcc9b54c51a0R01